U0125517

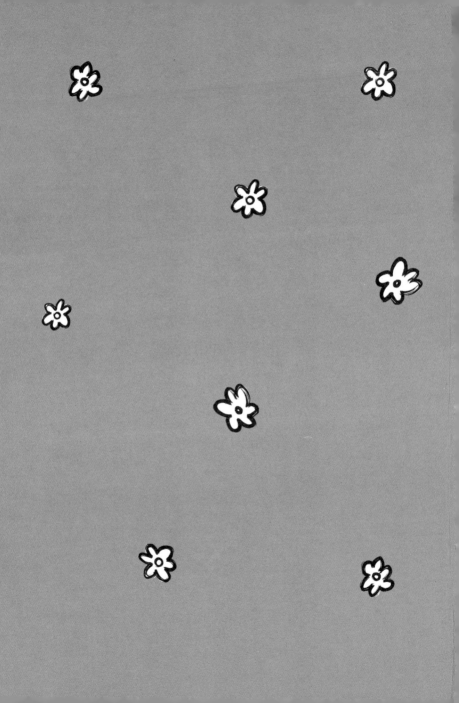

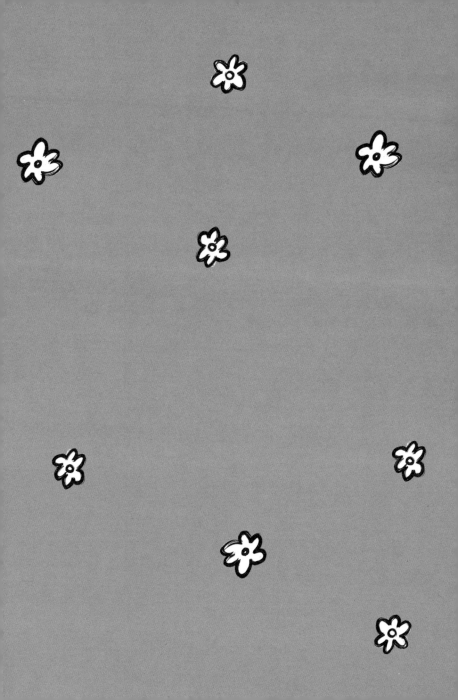

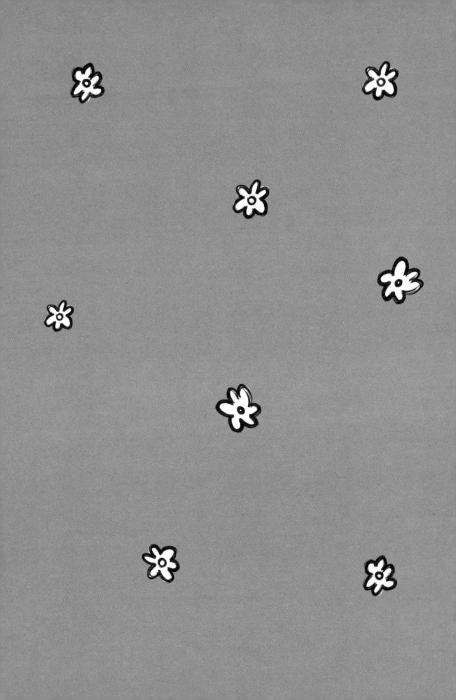

Goodbye
Mr. Insomnia

拜拜失眠君

李启芳 著

中国轻工业出版社

图书在版编目（CIP）数据

拜拜，失眠君 / 李启芳著. — 北京：中国轻工业出版社，2024.3
ISBN 978-7-5184-4874-6

Ⅰ.①拜… Ⅱ.①李… Ⅲ.①失眠—防治—普及读物 Ⅳ.①R749.7-49

中国国家版本馆CIP数据核字(2024)第031660号

责任编辑：刘忠波　　责任终审：李建华
文字编辑：陈姿兆　　责任校对：朱　慧　朱燕春　　整体设计：杨三十
策划编辑：刘忠波　　排版制作：杨三十　　　　　　　责任监印：张京华

出版发行：中国轻工业出版社（北京鲁谷东街5号，邮编：100040）
印　　刷：天津裕同印刷有限公司
经　　销：各地新华书店
版　　次：2024年3月第1版第1次印刷
开　　本：787×1092　1/32　印张：5
字　　数：150千字
书　　号：ISBN 978-7-5184-4874-6　定价：45.00元
邮购电话：010-85119873
发行电话：010-85119832　　010-85119912
网　　址：http://www.chlip.com.cn
Email：club@chlip.com.cn
版权所有　侵权必究
如发现图书残缺请与我社邮购联系调换
230872Y4X101ZBW

睡眠，是人类与生俱来的本能。

撇开个体的生理因素，它更像一面镜子，映照出自己与社会、与世界关系的倒影。如果一个人能从社会与世界中得到更多的正向反馈，那么他的睡眠问题就会少很多。

于是，失眠治疗就如同一把钥匙，打开人的身心这间屋子，中西医结合的疗法能够给屋子来个大扫除，让人的身心达到整体的洁净与平衡。

让我们回归生命的本能，不依靠外界因素找回自然睡眠。

好睡眠，好身体。

让睡眠
如口渴时饮水般简单自然

―――――

熊利泽

同济大学附属上海市第四人民医院院长

长江学者

国家杰出青年基金获得者

人们常说："早睡早起身体好。"但是世界上的事情永远不会那么完美，对于很多人来说，早睡早起几乎是奢望。人们常常被入睡困难，或是不能深睡，或是夜里经常醒来之后无法再入睡而困扰；还有一些人虽然能够入睡，但是早上醒来以后却感到全身乏力。这些都是失眠的表现及失眠带来的危害。

有些人的失眠可能是暂时性的，有的人则长期经受着失眠的折磨。更有甚者，长期口服安眠药及相关精神心理药物，结果睡眠没有改善，其他的身体问题却越来越多，比如情绪不好，工作学习能力下降，甚至痛苦不堪，生不如死。众所周知，睡眠是消除大脑疲劳的主要方式，如果长期睡眠不足或睡眠质量太差，大脑和身体的疲劳就难以恢复，会严重影响大脑的机能，导致很多慢性疾病的产生和加重，给生活、学习和工作带来很多不利的影响。

在李启芳教授的这本书中，李教授凭借自己多年对睡眠的研究和从事睡眠障碍治疗的所感所悟，为失眠患者提供了全方位、循序渐进的治疗方案。本书从一开始就让患者为治疗失眠做好充分的准备：了解睡眠的真实面貌，纠正对睡眠的认知，仔细考察自己的生活习惯、工作状态等，从而找出自己失眠的真正原因，确定针对自己失眠行之有效的治疗方法，切实回归自然睡眠。让患者从改变自己的认知入手，进而协调心理、生理的平衡，逐渐进入到有效的治疗程序中。最后全方位地从患者的生活习惯、工作状态、心理状况、用药情况等方面提出不同的治疗方法。

李启芳教授是同济大学附属上海市第四人民医院睡眠障碍中心主任，是业内公认的失眠治疗专家，是麻醉与睡眠研究的先锋。每年来上海第四人民医院向他取经学习的医生很多。这本书不仅是李启芳教授多年研究成果的结晶，而且还包含了他治疗睡眠障碍的思考与感悟。希望李启芳教授在治疗患者的过程中，不断提高自己的两大本领：一是看透人性的能力；二是认识规律的能力。

如果你遇到了睡眠障碍的问题，请阅读这本书；如果你身边的人遇到了睡眠障碍的问题，请推荐这本书。就像很多顽固性失眠患者在出院时的评价，这本书能够"让睡眠如口渴时饮水般简单自然"。

一位喜欢谈论人生的
麻醉睡眠科医师

―――――

于布为

上海交通大学医学院附属瑞金医院终身教授

当本·富兰克林写下"在这个世界上，除了死亡和税收，什么都不确定"的时候，他应当加上"失眠"。人们在为生活中的种种压力、越来越多的不确定性感到烦恼的时候，一定会出现失眠的情况。但是，我们大多数人能够接受某一个晚上的失眠，因为我们明确地知道原因在哪，也知道这是短暂的现象。不幸的是，有很多人不得不长期忍受睡眠障碍的煎熬。

这本由李启芳教授撰写的专著，不仅能够帮助那些偶尔出现失眠的人，还能帮助那些长期受到失眠折磨而痛苦的人。

失眠不仅会带来不适感与挫败感，严重的还会损坏身体健康。虽然我们现在还不能完全确定睡眠对于人类和其他生物的意义，但是至少我们知道良好的睡眠会让我们保持清醒的头脑。睡眠缺失不仅会让人终日疲惫不堪，有时还会导致人们在做重大决策时出错。因此，这本书非常重要，它关注了现代人所面临的一个重要问题——如何解决失眠问题。

本书科学、实用、直接，通过患者分享等方法，便于读者理解和执行，帮助自己克服失眠。李启芳教授用这本书，让读者"打开"自己，认识自己，冷静地寻找失眠的原因所在，并且通过正确的途径试用书中的方法，进而解决失眠问题。这些方法并不是单纯、笼统地建议读者"放松"，而是提供了具体可行的建议。

李启芳教授非常了解失眠的机制及其有效治疗方法，值得一提的是，他精通中医，对失眠的中医治疗有独到之处。李教授想通过这本书，让读者凭借自己的力量自我觉醒、提高认知，自己解决大部分的睡眠问题。

李教授不仅拥有丰富的睡眠障碍治疗经验，且有将自己的研究和实践所得教授于他人的奉献精神，他还是一位喜欢思考和谈论人生的医生。

李启芳教授从临床实践中获得经验，又应用到临床实践中去，在治病救人的过程中不断思考人生、社会及其背后的本质规律。

医生的成长需要不断地打磨、反思、领悟、觉醒，此过程也是一个成长和痛苦的过程。小说《麦田里的守望者》中有一段话：

"我从来不想成为英雄，我只想在我的使命中卑微地活着。一个不成熟男子的标志，是他愿意为某种事业英勇地死去；而一个成熟男子的标志，是他愿意为了某种事业卑微地活着。"

的确，优秀的医生应该为自己的工作付出一番真情，人这一生，总要为某种看不见的东西去生活，总要为某种超越我们有限的东西去生活。

最后，这是一本具有可读性、趣味性并专注于睡眠障碍的书，它分享了失眠患者的失眠经历与治疗故事，以期与普通大众形成共鸣。

祝福大家都能拥有良好的睡眠，过上健康优质的生活。

为什么我从
临床麻醉转向麻醉治疗？

2003 年，当时我临近硕士研究生毕业，正着手备考博士研究生。硕士研究生学习期间，我的专业方向是呼吸内科。但在临床实践中，我发现，医生并不能解决患者的疾病，常常是让患者做完各种检查后，告知患者一个残酷的真相：这个疾病不能根治，只能控制。然后，便是对患者进行连续不断的对症治疗。直觉告诉我，这种理念有违医者"治病救人"的初心，进而使得我在心里对内科产生一丝丝失望。

当时医学专业的划分，还没有现在这样泾渭分明，跨专业考博士研究生还是允许的。通过反复对比与权衡，我发现，麻醉专业尤为独特。从一个外行的角度来看，能让人很快地睡去，又能很快地醒来，这是多么神奇的事啊！于是，我决定从呼吸内科跨专业报考麻醉学博士研究生。

我至今仍记得，2003年那个酷热的夏天，为了确定未来报考的博士生导师，我查阅了所有的网上资料和学术论文。经对比发现，华西医院麻醉科的刘进教授和上海瑞金医院的于布为教授在中国麻醉界有着独立的思想和个人创见。这样的导师，不仅在专业性方面令我叹服，人格和学养也同样令我钦佩。

我直接拨打了刘进教授的电话，是他本人接的。听我介绍完情况后，刘进教授明确表示，他欢迎麻醉专业以外的硕士报考他的博士。后来，我又通过邮件，跟于布为教授取得了联系。荣幸的是，于教授也很快给了我回复；遗憾的是，他说自己当前还不是博士生导师。

能够被允许跨专业报考麻醉学，让我兴奋不已。虽然跨专业报考需要补齐的内容很多，但对我来说，夜以继日地艰辛苦读却乐在其中。后来，我选择去了上海，非常幸运且顺利地被上海仁济医院录取，攻读王祥瑞教授的麻醉学博士研究生。

在上海读博士期间，我在仁济医院的消化研究所做基础研究，并没有接触到临床麻醉，所以除了备考博士时背的一些有关麻醉的纸上谈兵式的知识，我其实对麻醉了解很少。真是命运使然！在不同的学术会议和麻醉科学习班里，我却多次有幸聆听于布为教授的授课。我发现，于教授是如此与众不同，他思考的方式和认识事物的角度都非常独特。而我与他似乎神交已久，彼此之间常常会有一种无需言语的共鸣。

2006年底，临近毕业，于教授不讲求论资排辈与等级观念，破格邀请我这个还未毕业的麻醉学博士到上海瑞金医院麻醉科做报告，汇报当时我在麻醉学专业顶级杂志 Anesthesiology 发表的一篇论著。

这促成我在博士毕业找工作时，因为跟于教授有相同的理念和思考，毫不犹豫地向上海瑞金医院投递了简历。令人感动的是，当我到瑞金医院人事处参加面试的时候，看到简历封面上有一行用铅笔写的字：麻醉科于教授点名要的人。

当我顺利地通过笔试和面试，准备签约上海瑞金医院的时候，上海第二医科大学附属第九人民医院麻醉科主任朱也森教授也十分希望我能够到九院麻醉科工作，并承诺给我比瑞金医院更高的薪水，这对刚组建了小家庭的我吸引力很大。我还记得，那天于教授正在10号楼的高干病房做麻醉，我去跟他说了我的"背叛"，他了解我的具体情况后，爽快地同意了我的选择。就这样，我博士毕业后到上海九院工作了。

然而，真正参与到临床麻醉实践后，我发现，临床麻醉的挑战并不大，且没能直接解决患者的病痛。这让我又一次陷入职业的迷茫。

2009年至2011年，我在美国华盛顿大学圣路易斯校区做访问学者两年，于教授的博士生黄东越和我在一个系做研究。2010年春节期间，我短期回国探亲，黄博士让我带点小礼物送给于教授。这个天赐的良机，让我在上海瑞金医院一间办公室里，跟于教授面对面地交流了几个小时，我们谈到了现在的研究内容和我临床上的思考，于教授给了我很多指点。

从美国回来后，我一直在疼痛门诊工作，也就有机会接触到我国的传统医学——中医。经过几年的中医、西医实践和对比研究，以及在门诊中为病人治疗的过程中，我慢慢也有了一些肤浅的感悟。

2017 年，我出版了一本中医专著《痰派中医》。于教授从麻醉专业的角度为我作序，提出了对年轻学子的殷切希望。

在临床实践中，我注意到中国人在这方面有很多临床现象的发现与积累，但都没有深入地进行机制研究和继承发掘。比如，我发现有一位民间中医，他采用排痰的方法治疗精神类疾病，具有独特的疗效，并自己开了一家精神病医院。我把这个信息告诉了于教授，后来我们相约一起去实地考察。

作为麻醉专业的西医，我觉察到中医里的中药麻醉这一被世人忘却的领域，值得深入探索。通过阅读文献、亲身走访和学习，我发现中药麻醉和西药麻醉完全不同，中药麻醉还有治疗疾病的作用。

当今社会，快速城市化，生活节奏快、压力大，我见到太多的人常年服用各种药物，而睡眠问题却长期得不到解决，非常痛苦，于是总想从医生的角度来做一些力所能及的事。

我喜欢近距离地接触患者，看见患者身上发生的变化，我甚至喜欢完整地照护患者，参与患者的治疗全过程。于是，我将自己的精力集中于临床，同时，为了认识自己，切实解决现实中的问题，我决定聚焦于一些临床容易被忽视的病症和棘手难题，比如失眠、抑郁、躯体化症状等。

每当我跨进医院的大门时，迎面而来的是混杂着消毒水的气味，也是一座历史悠久的医院的气味，前辈医师们呼吸过的气味。当我走在医院的走廊上时，我听见自己的脚步声。某一天，我感叹自己脚下的这条走廊，过去曾有一代代勇于实践的医生，也在这条走廊上走过，思考过，为病患的痛苦而操劳过。

目录
contents

第一章

关于失眠的一些事实

Some facts about insomnia

Chapter One

失眠，
人生第九苦

———

人生八苦，失眠可不可以算是"第九苦"？因为它有着难以言说的煎熬与苦楚。

在知乎上，点开"失眠"话题，近百万则讨论映入眼帘：《考研党，长期睡不着快疯了》《每个焦虑症发作、惊恐发作的失眠夜晚，大家都如何度过？》……其中一位网友在他的求助帖中所描述的，几乎概括了所有失眠人的痛苦、恐惧，以及求医问药的艰辛历程。

这位患者从高二开始失眠至今，12年过去了。刚开始，入睡困难、易醒浅睡，以为是上火造成的，没太放在心上。好不容易把高考对付过去，进入大学，学业相对轻松，应该睡得好些了吧？没想到，大学四年仍然在无比煎熬中度过，几乎每天都是在床上躺到天亮。

最严重的时候是在大三，连续2个多月，平均每天的睡眠时间只有2小时左右，颓废到连同班同学对面走过，跟他打招呼，他都反应不过来，更想不起同学的名字。由于睡不好造成情绪低落，甚至经常有自杀的念头。

大学期间，他也去过多家三甲医院，做过很多检查，包括脑部CT、睡眠图、内分泌之类，可这些检查结果都显示正常。

好不容易挨到大学毕业，进入职场，2019年秋季，在一次工作通宵加班中，他出现了心跳加速。在同事的帮助下，他立即在办公室的沙发上躺下，可那一颗心仍怦怦地跳个不停，直到快到中午时分睡着为止。第二天，他去到省会的三甲医院做CT检查，医生说，是心脏供血不足出现的持续心跳加速。

这次经历之后，为了排除一切可能性，他去看了精神科，接下来，吃了大半年的抗抑郁药物和安眠药。在家人的催促下，他又去省中医院接受针灸与内服中药相结合的治疗。刚开始感觉还不错，他能在不服用安眠药的情况下入睡。然而，做完两个疗程共20次针灸之后，效果却不见了。

接着，他又去看了神经内科。医生说了几句话，大致意思是，没有什么特别的治疗方案……后来，在领导的介绍下，他又去挂了一位名中医的号，医生诊断大意是"肝火旺、脾虚……"，他又吃了好几个月的中药来调理。没什么特别的感觉，好像是状态稍微好了一点，可能加上自己慢慢习惯了工作环境，也渐渐可以不依靠药物入睡，即便比之前入睡时间快了一点，但睡眠质量还是很不好。

最近几个月待业在家休息，原本希望能好好休养身体，结果却很不乐观，身体也越来越差，睡不好，抵抗力明显很差，经常有一些小毛病出现，特别是皮肤问题。

"想想今年我才31岁，失眠却已有12年，心里就感到一丝绝望。最近几个月，几乎天天在吃褪黑素和安眠药（氯硝西泮片）。大家都说褪黑素没什么副作用，我自己上网查到的信息，也说它安全可靠。可最近我看到了有些不同的说法，说长期吃褪黑素或多或少存在一定的副作用，例如在神经系统、内分泌方面，并且会降低男性的生理欲望，最可怕的是长期服用会抑制自身褪黑素的分泌。

最近耐药性出现了，药物对我的失眠没什么效果了。而且现在，已经不是失眠那么简单了，是身体完全不能自主休息，即使累得趴下，也无法睡着，无法休息。是不是我的大脑再也不会分泌褪黑素，促使我睡觉了呢？想想都怕。

失眠的这12年，是我人生中最青春的时日。抑郁情绪袭来之时，真想一死了之，但眼前浮现出父母慈爱担忧的神色，就赶走了我愚蠢的念头。我不想猝死，不想遭受失眠的痛苦，只想跟其他人一样拥有舒适的睡眠，正常的工作、学习与家庭生活。而这些，对我来说，仍然是一个奢望。"

有人在下面留言："天快亮了，你为什么还没睡？"
有人回答："我在等一个天亮。"
尝过失眠滋味的人才知道，这调侃背后有着怎样的苦涩啊！

好好睡觉，
你就赢了

————

　　有一种生理现象，它能提高你的记忆力，让你的皮肤更光洁，令你更有魅力，让你保持苗条，降低食欲，保障你少患癌症和老年痴呆，提高你的免疫力，降低你得心脏病、心梗和糖尿病的风险，让你感觉更快乐、不抑郁、不紧张。这种生理现象，叫作睡眠。

　　睡眠专家说，睡眠比饮食和运动更重要。与剥夺一个人的食物与运动相比，剥夺睡眠的伤害最大。45岁以上的人，每晚少于6小时的睡眠，比睡眠7~8小时的人，得心梗和脑梗的概率要高出两倍。

　　然而，很多人会失眠。

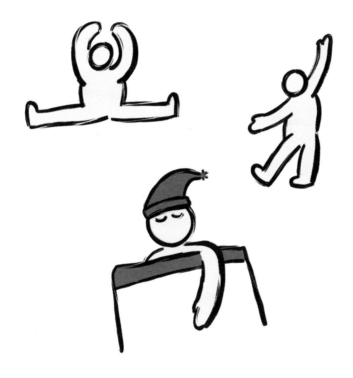

"睡眠比饮食和运动更重要。"

一夜需要
睡几个小时？

　　我们所处的后工业时代，不仅生产出各种各样的产品，也源源不断地制造"渴望"和"需求"，仿佛我们只有拥有了了某件商品，才能隶属于某个圈层，过上某种理想中时髦的、主流认可的生活。于是，为了让这些"渴望"和"需求"得到满足，人们就需要不停地工作，获取更多的收入。另一方面，少数精英分子的高端幻想，也成为引领社会大众生活的一部分，最突出的一点，就是他们鼓励普通大众辛勤工作，让"996"、内卷、无节制的加班变得合理。

　　比如文章《最残忍的社会现实：穷人沉迷多巴胺，富人追求内啡肽》，就简单地把穷人必要的休闲娱乐，贬低为好吃懒做，上网刷短视频、打游戏等沉迷网络的不良行为。甚至将长时间睡眠与"失败者"画上等号，借拿破仑之口，说一天睡 8 小时的都是傻瓜，吹嘘精英们一天只睡 4 小时。

美国医学博士 Qanta Ahmed 2010 年在《赫芬顿邮报》用"睡眠大男子主义"来指代吹嘘精力旺盛的现象。对精力的狂热追求，在中国也存在，网络上流传着华尔街高管精力旺盛，每天仅睡 4 小时，凌晨 4 点多就起床进入健身房的那些神采奕奕的画面。现实中也流传着"早睡是老年人作息"的调侃，但对于大多数普通人来说，熬夜并不是为了吹嘘，而是迫于无奈。

每个人的睡眠需求不一样。颇具反讽意味的是，拥有最强大脑的爱因斯坦却说，自己夜里要睡足 10 小时，第二天才能保持旺盛的创造力。

怎样算失眠？

———

失眠，体现为睡眠时间不足，睡眠深度不够，体力恢复不足。

以失眠的持续时间为标准进行划分：

暂时失眠——持续 1~3 个夜晚；

短时失眠——持续 4 个夜晚到 3 个星期；

慢性失眠——持续时间超过 3 个星期。

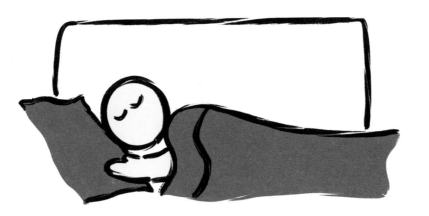

失眠有六种类型：

①入睡困难
②睡着了，但感觉总是醒着
③夜间睡不安稳
④整夜睡不着
⑤梦多
⑥醒得早，醒来以后很累

夜晚失眠，
白天补觉就行了吗？

———

　　一位金融公司的基金经理告诉我，他每晚熬夜做数据分析、基金的结算与回报，凌晨一两点才能就寝。每到晚上都特别兴奋，躺在床上辗转反侧，无法入睡。后来他每晚服用安眠药，并把这个习惯一直持续下来。白天在公司里可以午休，中午吃完饭以后，有睡意袭来，就躺在自己办公室的沙发上，很自然地入睡，时而一睡就睡两个小时，可是到了晚上又睡不着了。让他奇怪的是，为什么晚上他无法自然入睡，而白天中午却睡得特别香？

　　一位 58 岁的大姐，两三年前从大企业的财务总监职位退休，回到家里，生活突然变得异常清闲。不善家务，也没有什么爱好的她，就出现了夜晚失眠的问题。有时，直到凌晨才睡着，而三四点又早早地醒了，再也睡不着，算算每晚的睡眠时间还不足 4 小时。白天闲在家里，也不出门，中午吃完饭就午睡，会睡得特别好。

的确，午睡可以让失眠的人改善体力，但是无法弥补睡眠不佳所带来的健康损毁。

这是因为人体入睡后，睡眠会呈现各个阶段，睡眠品质的好坏由各个阶段决定。夜晚的睡眠，看似一觉到天亮，其实分为几个90分钟的循环。以7~8小时的睡眠为例，整夜的睡眠就会分为五至六个循环。

每一个90分钟的循环，又分为四个阶段。第一、第二阶段算是浅睡，肌肉放松，体温下降，心跳及呼吸速率下降，人也有打盹的感觉。第三阶段又称为沉睡期，眼皮及肌肉完全放松，身体专注于修复骨骼器官及其他组织，强化免疫处理并巩固记忆。第四阶段也就是睡眠的最后阶段，称为快速动眼期。它没有第三阶段那么深眠，这个阶段是我们最容易做梦，而且被认为是与学习、记忆储存、情绪调适相关的阶段。

所以，偶尔睡不好很正常，但是如果每次睡觉都没有正常的睡眠循环才是问题，会导致各方面的健康损毁。这就是无法以午睡弥补夜晚睡眠不足的原因。

如果晚上只睡5小时，午睡1小时，加起来也是6小时，但是对身体的好处无法与晚上整夜睡了6小时相比，因为少于90分钟的午睡只包括睡眠循环的前面阶段，不是夜间深层修复的睡眠。

即使午睡超过90分钟，达到了深层睡眠的时间要求，但也难以进入快速动眼期。因而醒来容易头昏脑涨，思考不敏锐。与完成快速动眼期之后醒来的人相比，未完成者更容易在数学方面出错。

那么午睡还有什么必要呢？对于夜班医生、货运司机、保安以及其他需要夜间工作的人士，午睡能帮助保持清醒敏锐。白天如果很累，或者晚上没睡好的人，午睡 20~30 分钟可以让身体消除疲劳，改善反应及认知能力，以应对接下来的工作。所以，合理的午睡最好控制在半个小时之内，才不会昏沉，也不至于影响夜间睡眠。

接纳负面情绪，
才能保持乐观

———

在心理学中，正常健康的心理包含着各式各样的情绪。焦虑、悲伤、消极、抑郁等负面情绪，也是人类真实的感受与体验。正如有阳光就有阴影，不能把负面情绪看作是不健康的、不好的，应该被排斥的。相反，负面情绪应该被允许存在，应该被看见、被好好地接纳。

忽视和掩饰负面情绪，只会适得其反，甚至带来抑郁和失眠的恶果。所以，保持乐观的关键，是接纳自我真实的心理状态，接纳自我不完美的情绪，如沮丧、低落与受挫，这样才能继续前行。罗杰斯也说："有个奇怪的悖论，只有当我们接受了自己就是什么样时，我们才能开始改变。"

乐观的人，他们积极向上，能够保持充沛的精力，把握自己的方向；身边的好运似乎都能被他们吸引过去；他们的人缘也好，别人和他们在一起，会情不自禁地感到快乐和舒服。

五个简单可行的方法，让你保持乐观。

刻意挺拔身姿

体态直接反映一个人的精神面貌。长时间久坐、伏案工作和玩手机，容易形成含胸驼背的不良体态。体态不好，不仅容易形成颈椎病、富贵包，甚至还会对心理造成影响，如情绪低落等。

早上，在镜子前做一个简单的练习，让一天元气满满：

将肩胛骨收紧，腰背用力往上拔；

脖子尽可能地用力向上顶，注意不要前探，下巴向内微收；

目光平视前方，所有的眼外肌都用力绷紧；

牙齿自然咬合，轻轻闭上嘴，用鼻子做深长呼吸，专注地聆听和感受自己此刻的一呼一吸。

这个方法看似简单易行，却可以迅速地让你挺拔身姿，若是能够刻意保持一整天，对精气神与身体力量都是很好的锻炼。

打坐

冥想，是一种调节精神状态的艺术或者医术，很多人通过练习冥想，整理了纷乱的思绪，也让自己的心情保持平静。《自然杂志》发表过的文章中有一个观点指出，冥想可以通过调控抗体免疫的脑 -

脾神经通路，来提升人体的免疫力，所以想让自己的身心处于高能状态，冥想无疑是一个不错的选择。据哈佛大学研究数据证明，8周的冥想可以改变大脑结构；斯坦福大学的研究数据也表明坚持冥想的人在应对压力时会更有弹性，免疫能力也更强；谷歌、苹果等企业更是悄悄地在办公区域设置了冥想室；很多成功的商务人士也在手机中安装了各种冥想 App。

中国古人讲的"坐忘"，跟冥想有同工之妙。庄子说的"心宅坐忘"，根本在于一个"忘"字，即忘却自己的形体，抛弃自己的耳目，使自己的身心清净澄澈，智慧开启。道家认为，只有修炼"善忘"的功夫，才能获得思想上的自由。这里说的"善忘"，不是我们一般说的"健忘"，而是抛弃对外物差异的执着，以获得心灵的安宁与满足。

其实，世界上的万事万物，并不存在我们以为的那么大的差异，而且它们也不会永久遵循一个普遍有效的判断标准。比如，一棵树与一座山相比，就很小；而与一株小草相比，则很大。一般家庭也都是比上不足，比下有余。所有事物的存在，都是相对的。

然而，人们总会不自觉地从自身角度出发，对周遭事物进行比较、辨别，进而想要追求所谓的更好，于是内心的欲望无限膨胀，最终导致身心俱疲。放弃固有成见，以平等心和忘我的姿态观察和看待事物，这时候人就能松弛下来，自己的心性也会得到完全释放，从而进入高能状态。

亲近自然

白居易在杭州做刺史时，尤其中意西湖，写下了"未曾抛得杭州去，一半勾留是此湖"。明代大才子袁宏道也说过"青山可以健脾"。古人对山水的热爱在于，他们认为走进自然可以思接千载，神游八方，颐养身心。的确，大自然无私地给予人们物质与精神所需。因此，人类是自然之子，与自然之间应该保持和谐的共存关系。然而，科学技术进步了，社会经济发展了，但是人和自然的关系却越来越疏远了。

畅销书《大自然治好了我的抑郁症》的作者艾玛·米切尔（Emma Mitchell），一直饱受抑郁症的折磨，用生不如死来形容也不为过。某一天，她决定换种活法，于是和家人毅然离开了喧闹的城市，来到了剑桥郡的农庄，过上了完全回归大自然的田园生活。

一年后，困扰她 25 年的抑郁症竟然奇迹般地自愈了。她发现，大自然才是最好的心理医生。在书中，她写道，当她来到森林边，用心去观察周遭的一切，花草树木、昆虫蝴蝶，或是从草丛中飞起的一只鸟儿，不知不觉间她忘却了自我，投入大自然的怀抱，得到了最温柔的呵护。此刻的她，内心如此宁静。25 年来在她头脑中喧嚣不止的声音消失了，久违的心旷神怡与莫名的感动，让她顿时热泪盈眶。

慢下来

有一天午餐时间，我看见一位护士一边吃饭一边用 iPad 追剧，不经意瞄了一眼，发现她正开着 1.5 倍速观看。当时的我觉得很纳闷：追剧，是享受其过程，不是完成一项任务，真的需要这么快吗？

现代人习惯于快速地获得信息，却失去了慢慢享受过程的乐趣。"当我们正在为生活疲于奔命的时候，生活已离我们而去。"英国歌手约翰·列侬的话，无疑是现代人快节奏生活的写照。即使在有时间完成规定的任务之外，我们仍然无法慢下来。

在自己无法慢下来的时候，自问一句：我在急什么呢？如果可以花一个下午不看手机，只是喝茶；如果可以用一个晚上与朋友共聚，深度聊天；如果可以花一天时间，租上一辆自行车，只在一个景点慢慢地骑，随处驻足流连；如果可以在一个清晨，打开一部总怕自己读不完的经典，一字一句慢慢地品阅。这些慢下来的经历，能被你长久地记住。

慢下来，再慢一点，不是慵懒和闲散，而是以豁达和欣喜的心情，专注地感受当下的人和事，让自己拥有一种悠然自得的状态，能够从容地面对工作与生活。这样的慢，其实是更有效率的快，跟古人说的"欲速则不达"，有同工之妙。

减少物欲

一般人都没有意识到，"拥有物品"其实是件很消耗能量的事。我们的生活空间本该是心灵停靠的港湾，是为我们补充能量而存在的，但东西越多，我们的能量也就消耗得越多。

我认识的一位国画家，住在南京郊区的别墅里，40 多平方米的卧室里，除了一张床，别无其他。他告诉我，进入房间，就是睡觉，特意没有安放台灯、床头柜、沙发、茶桌等电器和家具，没有要紧事，也不带手机进入卧室，这真是做到了极简。

干净整洁、没有太多杂物的空间，能让心情变得更平和，也能帮助我们活在当下，注意力不被分散。

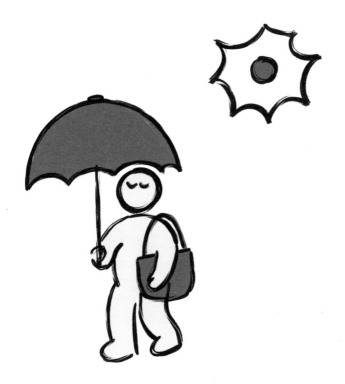

"欲速则不达。"

过度操心
与失眠

———————

　　我发现来治疗失眠的大部分人都有一个特质，就是爱操心，甚至过度操心。他们性格中有一种执拗的共性，看起来是为了别人操心，实质上是想要别人都符合他们的期望。因而，所谓的瞎操心，在很多时候就是以爱的名义进行互相伤害。

　　托·富勒在《箴言集》里写过一句话："命运引导自愿跟随的人，而驱逐那顽固执拗的人。"一个人对别人的事情过度操心，其实是他不愿意接受自己真实的面目，不愿意接受命运的安排。在他的潜意识里，不愿意认清自己的真相，去发挥命运赐予的天赋，去完成自己的使命，因而就把注意力放在别人身上。

　　来我的诊室就诊的一位女性，45岁，之前在一所高校财务科就职。她的工作压力较小，有着充分的自由支配时间，她的丈夫在大国企中高层管理者岗位，工资待遇很好，最关键的是他俩没有孩子。

如此看来，她应是家境殷实、生活简单的。但是这位女士太喜欢在家族里揽事，一会儿借钱给这个亲戚，一会儿帮那个找工作，最后的结果却都是"好心没好报"，让自己伤心不已，本来工作就很忙的丈夫也不胜其烦。

我让她讲述一下自己一天的生活。我发现，她其实很无聊。丈夫工作忙，没有时间陪她，不擅家务又没有什么朋友的她，在寡淡的生活中愈发感到无聊，于是就主动去家族里揽一些事情，来彰显自己的价值。我建议她读一些人物传记，重新去寻找个人发展的可能性，以及生活的乐趣。我们继续交谈。说着说着，她止不住流泪，说她从小就努力做个乖乖女、好学生，这几年她中年叛逆，想辞职，想离婚，但这些都是在内心里悄悄进行的，反复思考却不敢付诸行动，这种内耗的痛苦导致了她的失眠。我建议她，第一步，别操心别人，别揽事，别将注意力放在"丈夫为什么还不回来"这种事情上，而是多多关注自我，倾听自我内心的需求。

后来她告诉我，她报了古琴和画画兴趣班。之前她总在下班之后，匆匆赶回家，把家里打扫得一尘不染，忙着给院子里的花儿浇水，洗洗晒晒，给丈夫煲汤，一边刷短视频，一边等丈夫下班回来。但是从现在开始，她不再过度操心别人，学古琴和画画让她认识了新朋友，眼界和胸襟都开阔了些。与这些相比，家里脏一点、乱一点，丈夫偶尔吃个外卖，算什么呢？

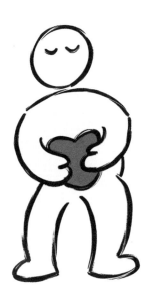

"专注自身。"

自我感丧失
与失眠

———————

有一位严重"躯体化障碍与失眠"的患者，来我们的睡眠中心进行治疗。她告诉我，她的一些行为已经到了自己都无法容忍的地步，比如：

"刷短视频，刷到自己累得心都快要蹦出来，但自己意识不到这是身体向大脑发出信号，提示大脑该停下来了。好几次直到眼前发黑，才不得不放下手机。"

"端上饭桌的食物，非得在一顿吃完，觉得不吃完就有一种负罪感。其实储存在冰箱里，放到下一顿吃，也是可以的。"

"做一件事不能被中断，必须一直做到结束，哪怕身体非常疲惫，也无法停下来。"

"白天碰到的一些未能了结的事，晚上临睡前会反复想，反复复盘，不然就无法安心入睡。即使多次复盘，也还放心不下，不停地回想自己是不是在某个环节存在什么过失。"

"每次别人说：'想请你帮个忙，看看你有时间吗？'没等这句话落地，我已经忙不迭地回答：'看你的时间，我什么时候都可以。'话一出口，我立即就后悔了，可为时已晚。"

这一切，都源于"自我感丧失"。其实对一般人来说，"自我感丧失"也是很常见的现象，大约50%的人都不同程度地体验过，只是大多数人没有过度留意。假若只是暂时性地出现，则大可放心，并不需要什么特别的处理，但像这位患者这么严重，就不可忽视了。

"自我感丧失"较少单独出现，而是常常与焦虑症、抑郁症等心理困扰伴随着出现。女性的"自我感丧失"发生概率为男性的两倍。很多人由于定力弱、身体疲惫、心情烦乱，就容易在其他有压力或令人焦虑的场合，出现"自我感丧失"的情况。如果加上对"自我丧失感"的排斥与害怕，则易形成精神交互作用，产生无助、恐惧、抑郁等情绪，这些情绪与"自我感丧失"相互加强，越来越重，久而久之，则变成慢性状态，在大部分时间里都感觉自己不真实，甚至如死去一般。

荣格说："如果你想创造自己，那你就不能从最美好、最崇高的地方开始，而是要从最低劣、最底层的地方开始。"荣格的意思是说，你想要真正认识自己是一个怎样的人，自己蕴含着怎样的潜力，真正喜欢做的事情是什么，那你就不要先从自己人性当中光明的那一面，最被社会认可的那一面去找，而是要从你内心深处最不能为外人道的地方开始。你的恐惧，你的不寒而栗，你的羞耻，你的欲望，因为这一部分的自己才是你最鲜活、最具有原始生命力、最不受他人期待所限制、最未经他人眼光扭曲的一部分。

所以，当有些事情触发了我们人性当中最低劣、最底层的东西的时候，我们一定要暂停一下，利用这个机会去觉察和理解：这部分的渊源到底是什么？想要给我们发送怎样的信息？如果你学会觉察它们，甚至驾驭它们，它们就能够给你提供源源不断的能量，引领你走向你真正想去的地方。

我们的睡眠中心毕竟不是心理治疗室。然而我们的病房也是一个小社会，由医生、护士和患者组成。当一位患者进入睡眠中心，他渐渐地会跟周围的人熟悉起来，会从自己失眠的经历开始聊起，聊自己吃什么药，剂量多少，服用了多少年。然后，他会聊起自己来自哪里、生活与职业状况等更多的个人信息。我们会在晚上 8 点，组织大家进行睡眠认知的学习，让大家相互之间进行分享和讨论。在这个过程中，也许会触发他们找到自我感，找到对生活与性格诸多方面进行整合与重建的契机。

一心多用
与失眠

———————

我常常会问我的患者："静下心来想一想，在工作和生活中，你是不是经常会同时进行多任务操作？"也就是说，在同一时间，执行多个事项。比如，一边工作，一边"摸鱼"、聊天；一边打电话，一边做别的事情；上厕所，必须带上手机；连刷个牙，也得看短视频。

很多人已经不知不觉养成了这种习惯，甚至还觉得一心二用代表着智力和能力高超。实际上，他们已经丧失了专注力，患了"精神多动症"，同时处理多任务可能会降低智力水平，甚至损害大脑。

斯坦福大学的研究表明，经常被多个电子设备——手机、电脑、平板同时轰炸的人难以集中注意力，他们记忆有效信息、切换进行任务的速度，也不如专注地做一件事情的人。无效信息将他们淹没了，让他们根本来不及筛选和过滤，于是他们处理重要工作的效率必然会降低。

除了降低工作效率之外，多任务执行还可能会降低智商。伦敦大学的一项研究表明，他们在对几组人进行追踪测试后发现，长期进行多任务的被试者，类似于吸食大麻和整夜不睡的降智效果，他们的智商平均降低了十几个点。

另外，萨塞克斯大学通过核磁共振扫描的一项研究发现，同时被多个电子设备轰炸的人，前扣带回皮质（Anterior Cingulate Cortex）的密度会降低，而这个区域主要负责情绪的感知与控制。这就意味着，他们的自我感知和社交感知的能力会变差。

在诊治中，我发现，很多失眠患者都陷入了对时间感知的混乱与无序状态。他们的口头禅是："我都不知道我这一天天是怎么过的。"

佛经中有一则公案，一位小和尚问他的师傅："您每天看起来精神抖擞，清闲自在，而我为什么总是有很多烦恼呢？"师傅答道："砍柴就是砍柴，烧火就是烧火，吃饭就是吃饭，诵经就是诵经，念佛就是念佛。"

心系一处，安住本心，如如不动。借当下的顺境与逆境、凡人与俗事来练心，全然地投入在此时此刻，不再陷入混乱与焦虑，就能活出清净自在与喜悦无比的自己。

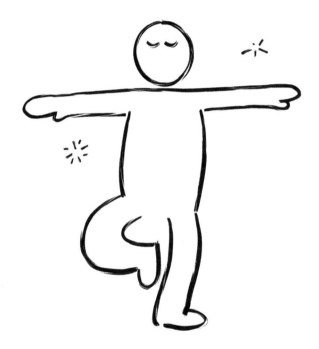

" 心系一处，
安住本心，
如如不动。"

活在当下
与失眠

———

有一位患者告诉我，某一天，她忽然发现自己根本就没有"活在当下"。具体的表现是，在做饭时，她的思绪飘到很远很远的地方去了，她一心想着乱七八糟的事，多次在切菜时切到手指，锅里的汤汁溢出来才发现；当她辅导孩子做作业时，有可能在想着白天单位的某件事，因为心里很烦，导致她没耐心，对着孩子乱发一通脾气；当她在单位上班时，头脑中却不自觉地想着工作之外七七八八的事……

她说的这一现象非常普遍，导致了我们成为自己生活痛苦的创造者。我们的大脑引发了我们的烦恼。大脑不断地思考我们的过去，担忧我们的未来，让我们犯了一个最大的错误，那就是：在大脑的瞎指挥之下，我们头脑中纷乱的念头一个接着一个，令我们无法活在当下。很多人，包括一些失眠患者之所以会焦虑，是因为没有"活在当下"。焦虑已经成为一种最常见的现代病，金钱、地位、名誉，或者各种幻想、无休止的欲望，让自己的心灵一直处于焦灼状态。

埃克哈特·托利在《修炼当下的力量》中写道：过去能给你一个身份认同，未来则有着解脱和各种圆满成就的希望，因此你可能会强迫性地认同他们，但这两者都是幻象。越是聚焦在过去和未来，就会越错失"当下"——这世上最宝贵的事物。

为什么"当下"是最宝贵的事物呢？因为它是你能拥有的唯一。你的整个生命，就是在这种"永恒的当下"之中展开的，而这个"永恒的当下"也是唯一不变的常数。生命就是"当下"，我们的生命没有一刻不是在"当下"。

之所以焦虑，是因为没有活在当下，把握当下，珍惜当下。一旦掌握了它，意识就会从混乱无序转到此刻临在，所有的事物就会变得鲜活起来，你的生活也会变得轻盈欢快起来。

每时每刻，你都可以有意识地训练自己。无论是在家中、办公室，还是地铁车厢里，让你的每一步、每一刻，甚至每一次呼吸都全神贯注。你凝神屏气，当你洗手时，你就关注与洗手相关的所有感受，水的声音、水流在手上的感觉、手上下的翻动、洗手液的香味等等；当你在拥挤的地铁车厢里，你深呼吸并集中精神，就会听见铁轨的声音、风的声音，你甚至会觉得四周安静极了；当你坐上自己的轿车，关上车门，你有意识地停顿几秒，观察自己的呼吸，你会觉察到一个宁静且强有力的时刻，这就是我们常常丢失的"活在当下"的珍贵时刻。

焦虑没有用，只有正确地去行动；而正确行动的前提，是正确的判断。这一切，都有赖于"活在当下"。

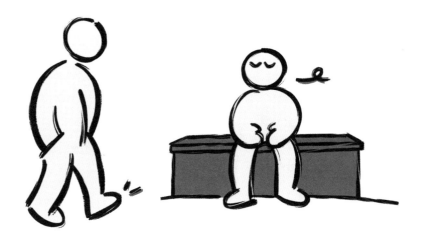

"之所以焦虑，是因为没有活在当下。"

精力管理
与失眠

————

　　一天，我的诊室里来了一位失眠患者，他是在大型国企工作的一名中层管理者。在后来的聊天中得知，为了工作的万无一失，为了及时回复领导交办的任务，他在自己的手机上安装了两个时间管理 App。他坚信管理大师德鲁克的那句话：一切管理最终都是时间管理。

　　他告诉我，每当完成一项任务，他就开心地在时间清单上打下一个钩，然而这却缓解不了他内心的焦虑。因为，他人生的清单过于沉重了。即使你从小就学了华罗庚的统筹法，长大又专精项目管理资源调度法，还对最优化算法了然于心，然而人力终有极限，透支了未来生命的时间，总会以健康来偿还。可见，不是他在管理时间，而是时间最终管理了他。他被时间捆绑了，失去了自己的生活与睡眠。

　　接触越来越多的患者，越是让我觉得：时间管理是个伪命题。

时间就那么多，是不以你的意志为转移的，我们能掌控的，只能是自己的精力管理。精力管理的前提是，你得明白，这个世界上99.9%的事都与你无关。这么一来，你就松弛下来了，知道如何做减法了。那么，在你的事务管理中，在每天的清单上，只列3~6件最重要的事。在一天之中，把这3~6件事完成，比忙着做十几件不重要的小事，个人成就感会高出许多。

这是我从自身经验总结出来的，精力管理是最有效的方法。

亲密关系
与失眠

————

在现代社会，公共的集体事业不再能对每个人提供完整的人生意义，家人之间的亲密关系就变得格外重要。对于亲人挚爱，我们都渴望彼此之间的爱能成为永恒。深刻的爱，伴随着生命的兴衰枯荣，将过去与现在连接在一起，将时间汇聚起来，生成一种丰厚的意义。

怎样的关系，才算得上是亲密关系？与我们关系很密切的亲子关系、夫妻关系、兄弟姊妹关系、密友关系，都是亲密关系吗？不是的。美国人罗兰·米勒在《亲密关系》这本书中说，亲密关系必须具备六个维度，分别是：了解、关心、相互依赖、相互一致、信任、承诺。只有达到了这六个维度，或者大部分达到了，才算得上亲密关系。

你在脑海中，将与你关系最亲密的人对照一下，就会发现，在这六个维度上你们基本同频。当然，比方说老夫老妻，他们可能年纪大了之后，激情会退去一些，相互依赖也会稍微少一些，有可能只剩下四到五个维度，但是关系最完美的时候，应该是拥有六个维度的。

然而在亲密关系，特别是夫妻关系上，认知和行为不同步，被认为是"没有共同语言"，在很多家庭里普遍存在着。亲密关系，是婚姻中最重要的课题。我们也许能够管理自己的时间，管理自己的精力，却管理不了家庭中的两性关系。

我接触过的一名患者，她是来自内地四线城市的一位小学女教师。由于丈夫外出务工，他们长期分居两地。这位女教师一边上班，一边带两个孩子，孩子很小。繁重的工作与家庭事务，让她陷入了疲惫，加之精神上的孤独，导致她长期失眠并服用安眠药。

如此年轻的夫妇，为什么一定要分居呢？能否试着在当地找一份相应的工作呢？带着这样的疑问，我试探过这位患者。后来，她告诉我，他们夫妇之前有一些矛盾，也有一些感情上的疏离和行为上的不一致，关系本来就比较淡漠。很显然，在亲密关系中，她没有得到满足。

在这个问题上，《亲密关系》告诉我们："幸福开关就在自己手上"，"不要试图去寻找一个完美的人，因为在完美的人身边，你是多余的。爱情不是你和一个完美的人相爱了，而是爱了你以后，他才完美，爱情是两个不完美的人，共同创造一个完美的关系。"简单地说，婚姻是一场修行。

在治疗结束后，她长期服用的安眠药减了量。后来，她告诉我，她的丈夫回到老家找了一份工作，跟她一起带孩子。现在她有意识地忽略丈夫的缺点，不像老师要求学生那么严格地对待自己的丈夫了。她的睡眠状况、精神状况都好多了。

松弛感
与失眠

————

每一件事情都必须"松"才做得好。在电视里，看到采访郎朗的一期节目，郎朗展示他那双手，就跟没有骨头一样柔软，但是弹琴时，却是那么有力。外科医生大多也有一双这样的手。很多成大事者，都有一种云淡风轻的气质。要是绷得很紧，像钢铁一样，那会把自己累得无法长久持续地努力，最终一事无成。

来我们睡眠中心治疗的一些患者有一个显著的共同特征，那就是：常常紧绷着一根弦，说是在为了想要的生活而奋斗。然而，弦绷紧了容易断，人绷紧了容易疲。每个人都需要学会松弛，否则就会在紧张的快节奏中迷失自己。

很多绷得很紧的人，在一定程度上都是一个完美主义者。对于完美，他们有一种近乎执念的追求。这让自己承受了过度的压力，以致最后精疲力尽。如何培养松弛感？我认为，首先需要放过自己，才能稳定情绪、轻松生活，建立良好的亲密关系。承认现实、接纳现实，允许自己和别人犯点错误，是获得平衡人生的前提。

允许自己懒散。只要不影响他人，做自己当下觉得舒服的、最想要做的，哪怕就是躺着刷一两小时手机、到处旅游，但凡自己的身体、经济能承受得了，不危害别人，能对自己负责就行。

允许改变计划。此时此刻的自己，已经不是 5 分钟前的自己了。所以，要允许自己改变，允许自己在任何时候做出选择，成为全新的自己，因而也就能够允许自己随时推翻之前的想法和计划。

允许自己出错。焦虑的产生，来自担心自己犯错。要时刻提醒自己，所有人都不是圣人，都会有犯错的时候。人是在试错的过程中，不断地修正和成长的。

允许自己崩溃。当自己或者别人犯错后，感到无法接受时，允许自己崩溃一次吧。将崩溃视为探索未知的一个必经环节，而不是必须要消灭的坏情绪。

允许自己开心。很多人对自己过分严苛，即使有可选择的余地，他们也往往忽略了自己的感受，忽略了去做让自己开心的事的机会。

我遇到的患者中有一位 70 岁的男性，就是这样一个人。他一定要打扮得整整齐齐才能出门；一定要吃健康的食品；一定要把家里打扫得一尘不染。他不但这样要求自己，也同样如此要求家人。年轻的时候，做这一切让他很开心，然而现在随着年纪增大，他就越来越吃力，但是仿佛有一股莫名的看不见的惯性力量，推动着他仍然这样去做。周围的家人也因此感到很紧张、很不舒服，他的亲密关系因而也很不好。其实，眼下就是他最好的时光。儿子工作稳定、经济独立，他自己和老伴的退休金加起来相当可观。他本可以和老伴到处旅游，享受好山好水、各地美食，然而他却窝在家里为一些琐碎小事而生气。

有一天，他跟我说，他的一生就是这样不停地应付着外在的事物，力求完美，完成一个又一个永远没有尽头的任务，却从来没有想过让自己开心。这个认识，成为他后来逐渐摆脱安眠药的最重要的心理支持。

别忘了，
留点空白时间给自己

———

人们习惯了在这个快节奏的社会里奔波劳碌，为了追求高质量的生活，不自觉地将自己变成了一架高速运转的机器。在满满当当的日子里，甚至无法慢饮一杯茶，静听一阵雨。

很多来我们睡眠中心治疗的患者，都伴随着不同程度的焦灼，才刚见面，就能马上感受到他浑身上下散发出来的疲惫。当然，我很能理解他们各自生活背后的不易。

当这些患者出院时，他们都感到自己的睡眠好多了，连头脑也清爽了。其实，除去治疗效果之外，跟他们在这里获得了一段难得的"空白时间"，也有着极大的关系。也就是说，他们从那种长期奔波劳碌的状态中抽身出来，在我们这里度过了数日什么也不做的"空白时间"。

一般人一旦有时间就追剧、聚会、搓麻将、打游戏，被各种娱乐活动充斥，以为这是放松，结果反而头昏脑涨、身心俱疲。因为从来没有好好地跟自己单独相处，长此以往必定会陷入自我迷茫。相反，给自己留出空白时间，让自己从当下的工作和生活中抽离，去与自己的生命对话，认识真实的自我，进而才能做出正确的选择，主宰自己的人生。"空白时间"具有这样神奇的效果，很多人却并不知道。

美国开国元勋富兰克林曾提出过著名的"五小时原则"：在周一至周五，每天给自己留一个小时，从日常次序中抽离出来，做些自己真正想做的事，或者什么都不做。正是因为每天的"偷懒"，使他保持了高效的工作，成就了一番了不起的事业。

心理学家阿摩司·特沃斯基曾说："保持一定程度的无所事事，一向是做出好研究的秘诀，如果不能浪费几个小时，你就会浪费掉几年。"

有位患者是一名大学教授，从我们睡眠中心离开后，他建立起在每个夜晚刻意为自己保留"空白时间"的习惯。他将自己发表在报纸副刊上的文章寄给了我，上面写道：

每个黄昏，我都坐在西边的书房里。但我并不看书，也不看电脑，即使想写点什么，也只是把自己的灵感随手记录在小本子上，留在第二天再做处理。

这样的时候，四下里非常安静。远处的马路上传来车水马龙的声音，而我的心非常宁静。我打开唱机，放上黑胶唱片，那是我最熟悉的巴赫的作品。我慢慢地在屋子里走一走，到阳台上去看看外面万家灯火的楼宇，在昏暗中到阳台上去看一看阴影中的兰花，我没有开灯。

无所事事就是什么也不干，独自坐在椅子里，半眯着眼睛，陷入冥想之中，任脑海里飘出一个个场面。这无所事事的时间，等于是给自己的身心放了一个假，与天地万物同频，随着天光渐渐暗下去，我的睡意也顺理成章，自然而然地到来。

这无所事事的时间段，我让自己重归自然之子的地位。在睡与醒之间的这段空白时间里，身心得以修复，并无知无觉地坠入梦乡。

老子有云："天下之至柔，驰骋天下之至坚，无有入于无间。吾是以知无为之有益。"老子认为，人的思想、精神是天下"至柔"的东西，有着不可估量的无形力量，具有意想不到的巨大穿透力，能够无坚不摧，无孔不入。这就是道家"无为"的益处。

用工作证明自己，
需要尺度

————

伦敦政治经济学院的人类学家大卫·格雷伯在《毫无意义的工作》中设想能保障民众生计的全民基本收入制度，单纯依靠当下的生产力，人们已经不需要为谋生打一份违背意愿的工，由此可以废掉没有价值的工作。另一方面，近十余年来，因为数字科技的发展，社会中兴起大量如新媒体运营、密室逃脱设计师、工业机器人系统操作员之类的新兴职业，即使没有获得基本收入的"宏愿"，人们也有更多机会寻找到更适合自己能力的工作。

但对工作意义的期待往往落空。2010 年前后，组织行为学家开始重视西方的白领阶层对缺失工作意义感到的不满，《毫无意义的工作》也是在此浪潮之下书写而成，在格雷伯看来，金融领域中类似的"狗屁工作"尤为明显。格雷伯收到许多工作光鲜的人抱怨自己工作的邮件，他为此将"狗屁工作"分成五大类：

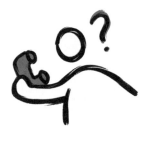

① 一天接一通电话的
"前台接待员"

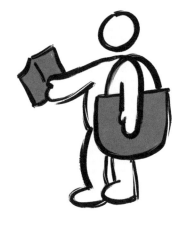

② 推广无用产品的推销员一般的
"打手"

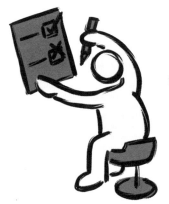

③ 做无用统计的
"打勾人"

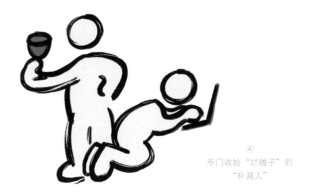

④
专门收拾"烂摊子"的
"补漏人"

⑤
专门下达人所共知
或不切实际的任务的
"任务大师"

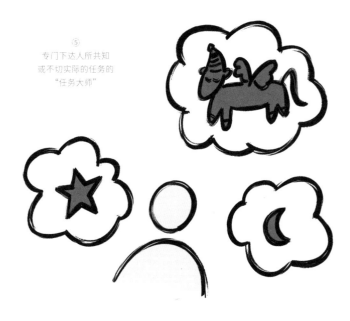

五大类"狗屁工作"

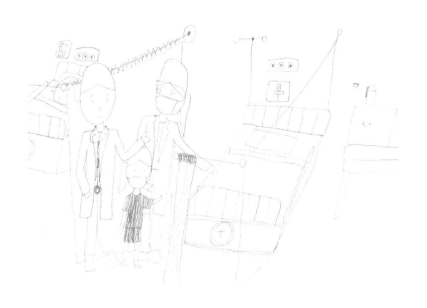

周诗晴

7 岁

上海市华东理工大学附属闵行梅陇实验学校
二（3）班

第二章

安眠药依赖
及成瘾的
世界性难题

The worldwide
problem of
sleeping pill
dependence and
addiction

　　不久前，新东方董事长俞敏洪在一则谈话视频中说，他过去 10 年吃了超过 3000 片安眠药，在新东方最初组织结构调整转型的时候，有好几年，他根本睡不着觉，最多的时候一个晚上要吃 4 片安眠药才能入睡，作为企业家的俞老师压力真的很大，当然睡眠也不好。

开始吃安眠药

　　持续超过 3 个月的慢性失眠，会对生活和工作带来严重的影响，那么就需要使用安眠类药物进行干预治疗。

失眠类型与对应安眠药

首先，我们要认识安眠药。安眠药的作用随着剂量不同而发生变化。

小剂量时，产生镇静作用；

中等剂量时，可引起近似生理性睡眠；

大剂量时，则产生麻醉抗惊厥作用。

其次，要分清失眠的类型。一般失眠可分为入睡困难，睡眠浅、易惊醒，早醒和睡程短。

入睡困难者，可选用起效快、半衰期短的安眠药；

睡眠浅、易惊醒者，可选用中效安眠药；

早醒和睡程短的患者，可选用长效安眠药。

安眠药的作用有限

安眠药从 1864 年发明以来，到现在已历经了三代，包括巴比妥类、苯二氮卓类以及唑吡坦类，但无论是哪一类的安眠药，都有一定的共性。

第一，吃了安眠药以后的睡眠，并不是真正的睡眠。很多睡眠研究人员通过脑电波监测发现，吃了安眠药以后的这些人，他们的脑电波不像我们正常睡眠之中人类的脑电波，而更像是被麻醉了以后的脑电波，所以吃了安眠药以后，虽然是睡着了，但其实睡眠质量是下降的。

第二，所有的安眠药都具有成瘾性和耐受性，也就是随着你吃的时间越长，吃的量就会越多，而且你慢慢地会觉得离不开它。

另外，还有很多人关心，褪黑素属不属于安眠药？其实，褪黑素并不是安眠药，它是我们人体大脑分泌出来的一种神经类的激素，褪黑素的作用并不是让人睡得更深，而只是向我们身体发出睡眠的信号。这就好像一场百米的竞赛，它就是那个发令枪。

所以，无论是安眠药还是褪黑素，请大家记住一个原则，那就是：非必要不使用，能不用就不用。

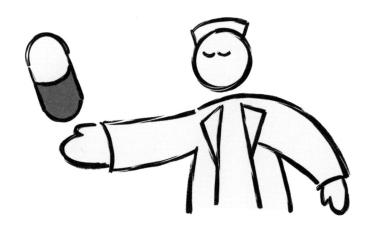

需要特别提醒的是：

失眠存在不同的症状，需要经过医生评估后
遵医嘱服药，切勿盲目跟风和擅自用药。

拜拜，失眠君

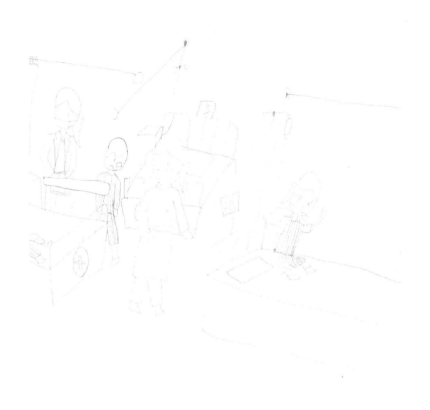

周诗晴
7 岁

上海市华东理工大学附属闵行梅陇实验学校
二（3）班

治疗失眠的五种方法

Five ways to treat insomnia

Chapter Three

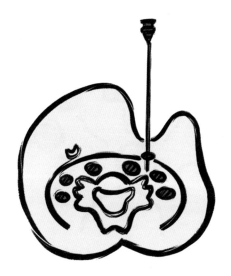

星状神经节阻滞（SGB）

星状神经节（Stellate Ganglion, SG），是颈部交感神经干的颈下神经节，也称为颈胸交感神经节，其外形酷似星星。星状神经节，属于人体交感神经节，位于颈部，左右侧各一个。人类的很多疾病跟交感神经功能过度兴奋有关，失眠就是其中之一。

星状神经节阻滞（Stellate Ganglion Block, SGB），是麻醉治疗中的一种重要方法，它将小剂量低浓度局麻药，注射在星状神经节周围，以抑制过度兴奋的交感神经节，使交感 - 迷走神经功能重新恢复平衡，从而改善失眠。

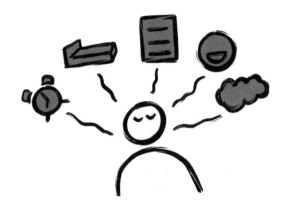

失眠的认知行为疗法（CBTI）

国际睡眠协会为失眠人群推荐的一线治疗失眠的方法，并不是药物，而是一种方法，叫作"失眠认知行为疗法"（Cognitive Behavioral Therapy for Insomnia, CBTI）。简单地说，就是通过改变你对睡眠的认知，从而影响行为，进而形成习惯，最终治疗失眠。

它是一种结合认知和行为方法的心理治疗，是一种非常有效的失眠治疗方法。从睡眠限制、刺激控制、睡眠卫生教育、认知疗法、放松训练五个角度着手，通过改变失眠患者的错误睡眠认知和不良睡眠行为方式，建立健康的睡眠卫生习惯，改善睡眠质量和缩短入睡时间，同时减少夜间醒来和早醒次数，从而缓解失眠问题。CBTI不仅可以帮助人们恢复健康的睡眠，还可以减轻焦虑和抑郁等情绪问题。

1. 睡眠限制：

通过缩短卧床时间，逐步累积睡眠压力，增加患者对睡眠的渴望，从而提高睡眠效率。

（1）卧床时间尽量接近实际睡眠时间，但不能小于 4.5 小时，老年人不低于 5 小时；（2）只有睡眠效率超过 90% 的情况下才可增加 15 分钟的卧床时间；当睡眠效率低于 85% 时则减少 15 分钟卧床时间；睡眠效率在 85%~90%，卧床时间不变。

2. 刺激控制：

指导患者确立正确的睡眠与床或卧室的反射联系，建立稳定的睡眠觉醒规律。

（1）只有当你感到瞌睡时才上床；（2）除睡眠和性生活外，不要在床上做其他事情（如阅读、看电视、电脑、手机、打电话、思考或计划活动、吃零食等）；（3）20 分钟内无法入睡时，应离开卧室，进行一些放松活动，直到感觉有睡意再返回卧室睡觉；（4）如果再上床后还不能入睡，重复第 3 步，如果有必要，整晚都可重复该过程；（5）设定闹钟叫醒，无论夜间睡了多久，每天定时起床（这可使身体获得恒定睡眠节律）；（6）避免白天午睡或打盹。

3. 睡眠卫生教育：

通过对睡眠习惯和睡眠卫生知识的指导，减少或排除干扰睡眠的有关行为与环境，以改善睡眠的质和量。

（1）只需睡到第二天恢复精力即可；（2）规律锻炼，规律进餐，且不要空腹上床；（3）确保你的卧室很舒适、夜间的温度适宜，且不受光线和声音的干扰；（4）夜间避免过度饮用饮料，避免饮酒、吸烟，减少咖啡因的摄入；（5）别把问题带上床，不要试图入睡；（6）把闹钟放到床下或转移它，不要看到它；（7）每天同一时间起床，一周7天都是如此；（8）避免白天打盹。

4. 认知疗法：

很多人会不自觉地在睡觉前，想一些白天遇到的烦心事和困难事。不仅于事无补，还会越想越焦躁，从而导致失眠。其实，睡觉之前尤其需要保持一个良好的心态，想一些开心的事情。有一种很好的方法，就是在睡觉前想想那些最爱你的、你也最爱的人，比如慈爱的祖父母、外祖父母，以及你无忧无虑的童年……当你想这些的时候，白天那些烦心事自然就无处遁形，失了踪影。此时，你也不可能再有精力担心失眠了。如此一来，你会发现，对失眠的担心以及由此产生的焦虑情绪，都是自我头脑制造出来的愚蠢意识，在此之前，它本身并不存在。

5. 放松训练：

失眠患者在日间和夜间常常持续存在不同程度的生理和认知功能方面的高觉醒状态，明显干扰入睡进程，通过渐进式放松的方法可以减轻其身心功能紊乱症状，降低心理或生理唤醒水平，具体方法包括正念冥想放松法、腹式呼吸放松法、渐进式肌肉放松法等，从而促进患者入睡，减少夜间觉醒，提高睡眠质量。

（1）渐进式肌肉放松法，逐步放松全身的肌肉；（2）通过呼吸训练，渐渐养成腹式呼吸的习惯，将注意力关注在一呼一吸上；（3）意向放松，想象一个令你自己愉快、放松、幸福的场景；（4）正念冥想通过接触当下，专注感觉，减少思维判断等认知活动。

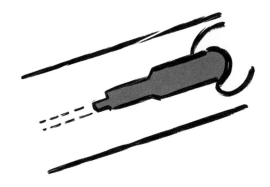

浮针治疗

　　由于多数失眠患者伴有颈肩部僵硬、疼痛，用特制的浮针在人体浅表皮下组织进行扫散，配合再灌注活动，改善局部血液循环，促进新陈代谢，激发自愈能力，疏通经络。放松肌肉，缓解不适，改善睡眠。

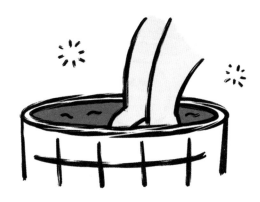

中药泡脚

根据失眠患者主症、次症和舌脉等进行辨证论治，采用不同的治法与方药，充分体现了中国医学个体化治疗的特点，选择使用天然、低毒、价廉的中药，可以多成分、多环节、多靶点地综合调节睡眠与觉醒功能。因病施治，安神祛湿；因人施治，一人一方。

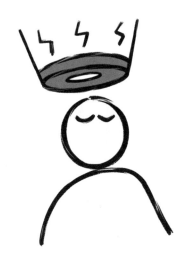

重复经颅磁刺激（rTMS）

重复经颅磁刺激（repetitive Transcranial Magnetic Stimulation, rTMS）是基于电磁感应与电磁转换原理，用刺激线圈瞬变电流产生的磁场穿透颅骨，产生感应电流刺激神经元引发一系列生理、生化反应，从而改变刺激部位及与其存在功能连接部位神经元兴奋性的一种治疗方法。中国专家根据临床研究并基于循证医学标准，发布了 rTMS 临床治疗方案推荐，针对的疾病种类包括：抑郁症、疼痛、运动障碍、卒中、癫痫、耳鸣、焦虑障碍、强迫障碍、精神分裂症、物质成瘾和睡眠障碍等。

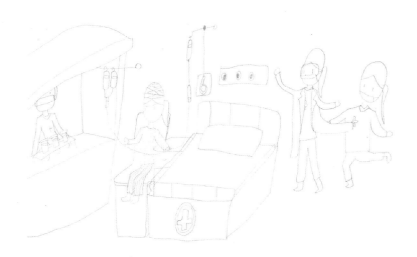

周诗晴

7 岁

上海市华东理工大学附属闵行梅陇实验学校
二（3）班

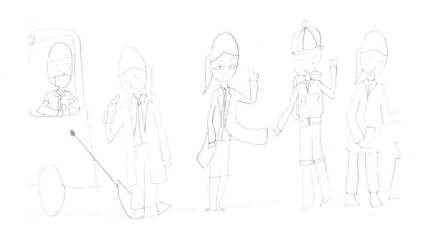

周诗晴
7 岁

上海市华东理工大学附属闵行梅陇实验学校
二（3）班

第四章

病房内外的故事

Stories inside and outside the ward

医生面对病人，相互的沟通显得尤为重要。我会努力倾听病人的诉求，与患者进行充分的交流，从中了解病人的病情、心理需求和期望。这不仅可以让病人感到被关注和重视，而且可以帮助我更好地制订治疗计划，更准确地了解治疗效果。仔细聆听患者的时刻，对于一名有觉知和责任的医生来说，也是对自己的态度和行为进行反思的时刻。医生的言行，往往会对病人产生非常重要的影响，如果我们的态度和行为不恰当，很容易导致病人的情绪波动和治疗效果的下降。

也许是我的情感比常人更丰富，作为医生，我常常会与患者产生共情。在我看来，共情，既是一种能力，更是一种态度。在医学行业，医生与患者共情，曾经一度成为一个颇具争议的话题。因为我们每天要做大量的治疗与看护工作，每当遇到患者向我们吐槽、抱怨，我们还有精力去跟他们共情吗？在医院里长时间工作，见多了人间疾苦，共情这个词渐渐被淡忘。但我认为，医患沟通中当然需要共情，这是基础。与患者共情，只要把握好度，情绪不被卷入，就是最佳的状态，而且这种对患者的深入了解，对于治疗方式的选择也是非常有帮助的。

在治疗的过程中，患者们总是有意或无意地跟我分享他们的人生悲欢。

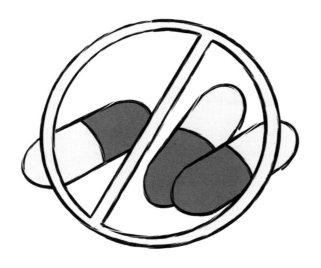

15 岁，
落下失眠的病根

所有的父母总是祈盼自己的孩子一生顺遂，在自己的能力范围内，帮助孩子排除万难，填平沟壑。但人生长路漫漫，且不说孩子终究要自己独行，即使在父母陪伴期间，父母又有多少能力能帮他除去磨难。

曾经我就遇到一位 60 来岁的东北大哥，他看起来很内向，讷于言。越是这样的人，内心的情感越是丰富细腻，却又因性格，积累了很多的情绪能量无处抒发。

在他 15 岁的时候，遭遇了人生第一次大变故，落下了失眠这个毛病。直到高中毕业工作后，渐渐地社会风气发生了变化，不再讲究家庭背景，他的病才慢慢地好了。后来，他结婚了，跟妻子合不来，经常发生矛盾。他觉得自己在选择伴侣这个问题上出了错，很懊悔，就常常一个人生闷气。这下又坏了，他又开始失眠了，但还不严重。

2008 年遇到的一桩大事摧垮了他，从此又开始了严重的失眠。他的妹妹从他手中拿了 100 万元用来买理财产品，结果被人骗了。得知这个消息，他崩溃了，一连几个晚上睡不着，大汗淋漓，心绞痛；白天看见人，总觉得这些人在议论他；还有强迫症，一个劲儿地吞唾沫，停不下来，晚上根本没法睡觉。家里人把他送进市里的精神卫生中心，在那儿住了半个月，被确诊为抑郁症。

2008 年的 100 万元，当时能在他们东北那个二线城市买上五套不错的新房，可事情已发生，想也没用了。随着时间的推移，他渐渐把这事放下了，叫自己别再去想，可严重失眠的病根，也就这么深深地种下了。

进口药、特效药，他全吃过了，可是都没有效果。在亲朋好友的关心与催促下，他去看中医，天天熬中药，弄得家里全是中药味儿，吃了上百服药都不管用。他又在网上寻找各种偏方，价格很贵，吃了也完全没有好转。他花费将近1万元，买了某种磁性治疗仪，可毫无作用，像这样打水漂的钱，浪费得够多了。

他的病根是15岁时落下的。那个时候担心父亲，担忧家人，什么事情都想，脑子停不下来。15岁的年纪，算很小吧，没有经历过社会上的事情，不知道向谁求助，得不到帮助和安慰。从那个时代走过来的人，像他这样的，觉得现在大家有吃有穿，就很公平了。

东北大哥所说的"病根"，让我感触良多。不管是他成年之后家庭的不和睦还是钱财的巨大损失，都如同15岁那年的境遇一样，是每个人一生不可避免的挫折。你有你的"病根"，他有他的"病根"，正所谓不幸的人各有各的不幸。但这"幸"与"不幸"之间，也许是我们的认知所决定的。

如果我们是父母，就应该有意识地引导孩子走出困境。我们无法左右命运，但可以改变我们对所遭遇之事的看法。不抱怨，以最优化的方式去直面它。但很多人并没有从父母那里学会这项技能，或是父母自己都不会，这导致了很多人虽然长大，但是他的精神依然没有成熟健全，就像一个孩子住进了成人的躯体里。

每当遇到身陷童年阴影的患者，也许他们自己都不知道，如何让自己躯体里的"孩童"不再恐惧，让自己的精神更加成熟。就像这位大哥，如果他尽早地处理了自己的"病根"，那他后来不管是与妻子不和还是投资失败，都能平稳地度过。

治疗的第一步，就是戒药。在戒药的过程中，他出现了多种戒断反应，几乎每一种都会导致治疗的中断。于是，每当一种戒断反应出现时，我们就得应对，去消灭它。

不得不赞叹中国传统医学的神奇。每当需要对一种西药进行减量时，总能根据患者的症状，用中药调配出适合他的方子，而且效果出奇的好。在此，也为中药正名，并非中医不能治病，并非中药没有疗效，而关键在于是否真的对症下药。

住进病房两天，他的睡眠就好多了。在家里，如果睡不着，他就躺床上，强迫自己睡，越是睡不着，越是在床上躺着。晚上 8 点多就躺在床上看电视、看手机，到了 9 点半赶紧吃药，可吃药不管用。在这里，白天进行睡眠限制，如果瞌睡得受不了了，就立即下楼去医院的花园里走路，不让自己睡，不到晚上就不能睡。

面对各式各样的病人，我不得不拓展自己的诊疗方法，中西医结合，多维度调控。与此同时，加强对失眠患者植物神经的调节也至关重要。在这一系列的治疗手段中，还不能让他们嗅到"战争"的硝烟味。因为睡眠本身就是一件需要放松的事，所以面对那些压力巨大的患者，医生不得不刻意地"风轻云淡"。

"老王，昨天睡得怎么样？今天有什么不舒服跟我讲哦。"

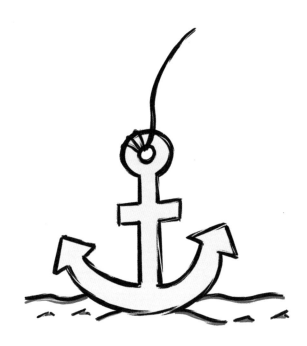

美丽的艺术家
也失眠

一天，我们诊室来了一位美丽又极具气质的女性，看起来35岁左右，但是，后来她填表登记时显示，她已经49岁了。这让我们科室的医生与护士都很吃惊。

她向我们进行详细的咨询，问题包括治疗方法、用药、疗程，以及别的患者的疗效，如果她来治疗，我们会采用什么方案……甚至提出，能不能让她进入病房跟住院的病人谈谈。

我爽快地答应了她的要求，让助手带着她进入病房。一个小时后，她如释重负地走了出来，跟我们约好了来治疗的准确时间。是的，我发现，她做什么都要求达到"准确"。她内心需要那种绝对的掌控感。

后来，她跟我分享了一些个人在身体和心理方面的病痛历程。

她出生在一个普通的工人家庭。由于天资卓越，她很轻松地考取了美术学院，后来又到意大利学习多媒体艺术。从意大利回国后，她在26岁时做了一场大手术，43岁又遭遇了婚变问题。从那时起，她开始失眠。

与此同时，她工作室的业务也陷入困境。她做事特别仔细认真，这就造成她思虑比较重。她为客户提供的创作服务，往往要经历一段很长很周密的准备期，觉得足够完美才提交给客户，然而拿到客户那里，客户随随便便看上一眼，就把她的创意全推翻了。

此外，她是一个喜欢思考形而上学问题的人，她常常想：我是谁？我从哪儿来？要到哪里去？而且一旦看到家人生病或离世，心里就很痛苦，长时间无法从中摆脱出来。

这种种因素，令她的失眠日渐加重。

她很有代表性。她所代表的这一类病人，在导致失眠的因素中，心理因素占主要部分。一般来说，身体问题来自生活方式和心理，心理问题来自我们的认知观。

她的床头柜十分干净，上面的东西摆放得特别整齐，因为病房里不建议摆放鲜花，以防某些过敏原，她就在自己的床头柜上放了两个立式画框，里面是颜色饱和度很高的抽象风景画。

她是一位对自我要求很高的人。这种人，对环境和与之亲近的人，要求自然也不会低。这就会对他人造成压力，而且他们对环境和他人的情绪反应非常敏感。

我发现她穿衣打扮跟一般人不同。她没有奢侈品包袋，没有佩戴首饰，没有穿大牌服装，但是她的穿着非常得体，让人感觉非常舒服又好看。在穿衣打扮上，她能够找到自己，活出自己，那么别的方面，她同样可以更加信赖自己，而不是像个孩子一样渴求外在的积极反馈。对外在预期过高，就会失望。回到自己，找到自己，相信自己，才是人生的那个锚。

她很敏感，于是我们在她身上，更多地运用了失眠的认知行为疗法（CBTI），以及浮针治疗，去改善局部血液循环，促进新陈代谢，激发自愈能力，疏通经络，让她的睡眠得到了改善，渐渐地摆脱了安眠药。

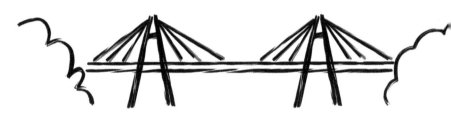

喜欢住院的
上海阿姨

"你怎么又来了？"看见窦阿姨肩背手拧两个大包迎面走来，我脱口而出。

"我喜欢住院呀。"窦阿姨答道，不好意思地笑笑。

医生当然不能拒绝病人就医，但是窦阿姨的睡眠基本没问题了，何况我们的病床一直比较紧张。窦阿姨每次来住院，都是独自一人，我们从来没有见到过她的家属，住院的几天里，也不见有家属来探视照护。

窦阿姨今年 65 岁，虚胖，浑身无力，持续不间断地服用安眠药，已经有 12 年了。半年前，她第一次来就诊，整张脸松弛浮肿，嘴唇发黑，眼睑的水肿和变色特别严重。她决心戒除安眠药，因为长期的便秘令她痛苦不堪。她告诉我，她失眠的由来和当中经历的种种痛苦。

第一次彻夜失眠，是因为丈夫突然离世，那时候，她 50 岁出头。夫妻俩感情极好，丈夫对她呵护有加，作为上海男人，"买汰烧"这些家里的事几乎全是丈夫包办，家外的事，更不用说了，一点也不用窦阿姨烦心，丈夫都安排得十分妥当。窦阿姨说，自己太享福了，从来没有想到厄运会降临到自己头上。丈夫刚离世的那段时间她几乎不休不眠，泪流不止，眼看她就要倒下，家人敦促她去医院就医，医生为她开了安眠药，可惜她从此就离不开了。

儿子正值青春叛逆期，她却对教育和管束这个不听话的男孩无能为力，母子之间冲突不断。每当这时，不由得又想起逝去的丈夫，两泪涟涟，夜不成寐。随着失眠症的加剧，安眠药升级也就顺理成章了。

　　半年前，她第一次来我们麻醉睡眠科就诊，因为长期紊乱的胃肠功能和严重便秘，让她难以忍受。那次，我们对她服用的安眠药进行减量时，她出现了严重的戒药反应，于是我们使用右美托咪定（一种麻醉镇静药物），来针对她的戒断症状。这就像为她搭起一座桥，让她安全地从此岸过渡到彼岸。果然，她的情况好多了。

　　除了胃肠功能紊乱和便秘，她还焦虑自己有罹患老年痴呆症的风险。为什么有这种焦虑呢？因为她老忘事，一转身，五分钟之前放置的东西，也想不起来了。这让独居的她非常害怕：万一忘记了关煤气和电炉，那可怎么办？

　　衰老的一个生理特征是睡眠质量变差了，尤其是深度睡眠质量变差。科学家发现，深度睡眠的中断，是导致认知和记忆能力衰退的一个不可低估的因素，它的最直接结果就是老年痴呆症。

　　经过第一阶段的治疗，窦阿姨的安眠药减了一半的量，在她收拾东西，跟病友们告别时，我们提醒她，回家后一定要严格按照我们要求的去做。一段时间后，我们随访得知，随着安眠药的减量和睡眠治疗的提升，她的胃肠不适与便秘都得到了很大的改善。接下来，窦阿姨又来住了两次院，每次都是不请自来。她说，她喜欢住在这儿，跟天南海北的病友聊聊天，跟医生护士说说话。

　　在这个偌大的城市里，65岁独居的窦阿姨是孤独的。有时候，孤独比疾病更难以面对和解决。疾病只是难题，孤独却是困境。

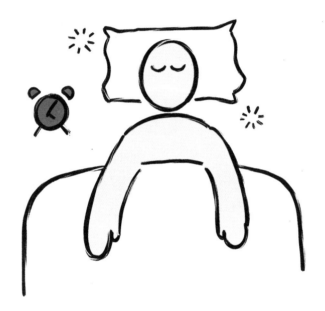

新冠之后的
失眠患者

　　新冠后失眠的患者，不在少数，一位来就诊的 43 岁女性就是其中之一。

　　她的典型症状是整夜失眠，每晚有效睡眠仅一小时左右，持续了一个月，造成了严重的体虚、乏力、体寒、大脑昏沉等症状。在这期间，她开始服用安眠药，但不知为何却加重了病情。虽然晚间睡眠时间有所增加，但都是无效的浅睡眠，于是白天更加乏力和昏沉。去看中医，也没有明显的效果。她的睡眠本来就不好，感染新冠病毒之后失眠加重，安眠药就无效了。我的直觉感到，她正在服用的那种安眠药并不对症，这个处方不准确。我让她试试停止服用安眠药。

　　感染新冠病毒之后的恐惧心理，也部分地导致了她的睡眠障碍。另外，更重要的一个原因，有可能是在新冠治疗的过程中，服用了一些发汗的西药，这些都会耗伤人体的阴血。人要睡眠好，心要能藏血，肝要能藏魂；相反，人一旦阴血不足，就无法很好地养肝、养脾，人就会魂不守舍，与之相伴随出现的症状，就是烦躁、潮热、交感神经过度兴奋等等。正如中医所说，阳无法收回，阴阳分离，阴阳不和。于是，睡眠问题出现也就是必然的了。

　　我们对这位患者进行浮针、中药泡脚、失眠的认知行为疗法（CBTI）三者相结合的疗法。泡脚的方子，是针对她的一人一方。经过一周的住院治疗，白天乏力、体虚的现象逐步消失，她整个人的精神面貌也肉眼可见地变好了。

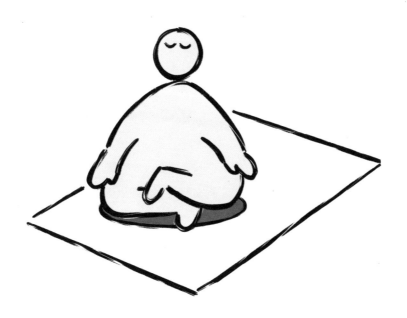

女人是家庭能量的
最大消耗者

　　她的失眠源于对女儿的担忧。前些年，女儿小的时候，丈夫忙于工作而无法顾及家中事务，她就对孩子施压。女儿第一次受到打击是去学国际象棋，那位国际象棋男老师要求严苛，脾气暴躁，女儿学习也不太出众。有一次，女儿被这位严厉的国际象棋老师当众奚落，回来哭，连夜里做梦也在哭。

　　国际象棋课很快就被退掉了。可是，从此之后，原本像个假小子的女儿却变得自闭胆小起来，在学校里也不跟任何人交朋友。每次需要参与活动，比如学校舞蹈队选拔，简单跳一下就行，可女儿就是不愿意。遇到任何事，女儿总是说："不可能的，没那么简单……"无论多平常的事，在女孩看来都困难重重。女儿还常常没缘由地不去上学，在家里一待就是几天，把自己关在房间里不出来，也不吃饭。

　　女儿的状态让她紧张又焦虑，也就是从那时开始，她失眠了，要靠安眠药才能入睡。睡在旁边的丈夫鼾声如雷，她就更睡不着了。五年里，她的安眠药也从每晚睡前服一片，增加到两片、三片，但是第二天起床后，仍然感觉身体很不舒服，头晕、头痛、四肢无力……

　　一天下午，她去学校接女儿放学，一个人坐在车里，她忽然想：我这辈子都得吃安眠药了吗？面对生活，我就那么无助吗？如果我能戒掉安眠药，那就等于向女儿证明：只要积极面对，很多事情都能解决，方法总比问题多。

　　前些年，网上有一段时间密集地吐槽"丧偶式育儿"，这个说法多数指的是在育儿中的"父亲缺席"。中国历来就有"男主外，女主内"的传统，在西方文化里也一直把父亲看作是养儿育女的局外人。父亲承担的是工具性的角色，比如树立勤奋工作的形象，作为经济上的提供者。不少男性认为自己作为一家之主，特别是经济上的扛大包者，无须顾及琐碎的家务，照顾孩子主要是女方的责任。在这种情况下，整日在琐碎中忙碌的女性，就很容易孤立无援，有苦难言，甚至产生自我怀疑。

当然，女性既然当了妈妈，在缺乏援手的情况下，自然就会承担更多。她们为了孩子，再苦、再累，也无法倒下、垮下，不但要照顾孩子的身体，还要照顾孩子的精神世界。母亲是孩子的大地，也是孩子的天空；是大地就要够稳定，是天空就要够广阔。这对任何一位母亲，都是多么高的要求啊！所以，我特别能够理解这位中年女性的困境。应该对她进行什么样的治疗，才能让她迅速地建立起信心？

一般人会认为，应该为失眠患者提供足够安静的空间，他们才能睡得更好。但是，我们的大病房里有 7~8 个床位，从来都是住得满满的。我们觉得，病友白天放下手机，面对面天南海北地闲聊，相互分享与鼓励，是极其必要的。何况，断掉网络，好好聊个天，这件事在当下已经非常难得。

这位中年女性除了服用安眠药之外，睡眠上还存在着一些恶性循环，比如，她一到晚上就躺在床上看手机，不自觉地想很多烦心事，而这些都围绕着孩子。在网上查找跟孩子有关的各种信息，这些信息铺天盖地，真假难辨，气势汹汹地向她扑来，将她淹没，最后导致她心浮气躁，难以入眠。我们一一指出了她的睡眠坏习惯，并通过阻断治疗与中药调理, 为她调节出合理的睡眠系统, 减掉了安眠药。

　　"过好自己的生活, 孩子一定会看到, 因为你是孩子仰望的榜样。"她出院时, 我对她说。那一刻, 她的眼睛里有无数的星星在闪。

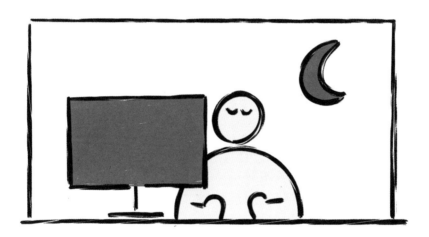

失眠是
职业病的一种折射

　　Y先生是一位长期轮岗上夜班的人，一周差不多要上三天夜班。他40岁出头，在一个网络服务公司的设备组工作近10年，长期夜班引发了高血压。我们知道，正常人体的血压是可以自身调节的，一般是白天血压高，夜晚血压低，但是Y先生的夜晚血压竟然接近于白天血压，而且24小时平均血压超过130/80mmHg。与之相随的，是长期熬夜带来的睡眠障碍，夜晚上班交感神经兴奋，早上下班回家应该睡觉，却睡不着。有时很困，倒在沙发上能睡两三个小时，要是上床去反而毫无睡意。睡眠剥夺、睡眠时间严重不足，导致他血压升得更高了。体检时还发现，Y先生的尿酸偏高，肝功能也不太好。

　　几年前，Y先生在同事的介绍下，开始服用褪黑素。起初一段时间，褪黑素对他的确有效，白天他能好好地睡上几个小时了。还没等他高兴多久，睡不着的现象就重现，褪黑素宣告彻底无效。

　　在这里，我们不得不先说一下褪黑素。近年来，作为一种"助眠剂"的褪黑素进入了大众的视野，很多品牌还声称全天然，于是一些失眠的人就转而寻求褪黑素的帮助。

　　褪黑素，本是动物和人类自身分泌的一种激素，它负责调节睡眠节律，让人们日出而作、日落而息。大脑靠近眼睛的地方是神经集合的区域，叫作"视交叉上核"，每当暮色四合，人类的眼睛接收到的光线大幅减少，视交叉上核的活跃度就会下降，人体重要的神经内分泌器官——松果体，就会开始合成和分泌褪黑素，让人感到困倦，发出睡眠的信号。

　　临床试验表明，褪黑素对于焦虑引起的失眠，以及由于身体机能导致的长期失眠，并不会有什么作用。但是可以让那些工作三班倒的人，白天睡得香甜。同时，褪黑素也有耐受性，吃久了，用处就不大了。而且长期过量服用褪黑素，也会带来一系列副作用，比如头晕、头痛、恶心、情绪不稳定等，跟安眠药的副作用极其相似。

　　Y 先生的到来，为我们出了一道难题。我们麻醉睡眠科治疗的都是夜里睡不着的人，这下来了个夜里不准睡的人。我们麻醉睡眠科的宗旨，是戒除安眠药。于是，我们打算从中医入手。很显然，Y 先生的身体出现了明显的阴虚阳亢、肝火旺、肺部虚损等现象，我们运用中医滋养肝肾的方子，对他的身体进行调理。好在出院后不久，Y 先生告诉我，他换了一个工作，居委会招聘时，他去应聘了，现在成了一名社区工作者，而且待遇也还不错。

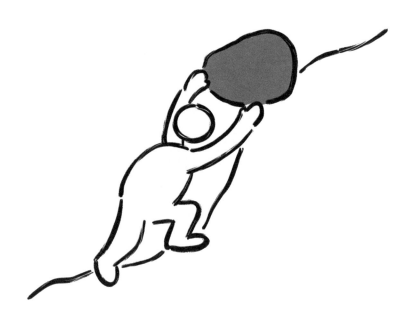

因害怕考试
而失眠的初中生

"我这娃儿日夜颠倒不是一天两天了，从三年前的疫情开始，断断续续到现在。后来疫情结束了，她是人为地拖延上床睡觉的时间。一开始，我对她这个状态很生气，我去抢她的 iPad，她大哭大闹……后来没办法，我投降，我求她，她总算在晚上 12 点之前去睡了。她自己也感觉到晚上睡觉比白天睡觉身体更舒服，也愿意把自己的睡眠调节正常，但并不是每一天都能如愿，很多时候她的睡眠调节不过来。当调节不过来的时候，她就焦虑、烦躁。昨天早上，她把牛奶、粥碗、碟子全扒拉到地上。"这位 40 岁左右的母亲说着说着，眼圈就红了。

站在我面前的是她 12 岁的女儿，今年初一，却瘦瘦小小，像个小学生。小女孩说，只要一想到白天要上数学课，还有别的科目的考试测验，她就焦虑冒汗，心烦意乱，夜里一两点也睡不着，到了早上头昏脑涨，起不了床。小学时，她曾经是优等生，上了初中之后，她忽然莫名其妙地害怕自己考砸了。她感觉，所有人都在看着她。

这是一个人类共通的心理现象。英国《发现》杂志有言，由于害怕失败，很多人懒得去尝试，于是，这个世界上便有了无数没有写成的歌曲和书籍，也有了无数因为害怕失败而一事无成的运动员和艺术家。我们完全可以想象，那些职业运动员或音乐家为了表现得足够好，不让观众对他们失望，所感受到的压力。

这种害怕失败的心理，被科学家称为"损失厌恶"（Loss Aversion）。损失厌恶，是指在一个人的心目中，潜在的损失比可能的收益更重要。对失败的恐惧，会促使人们停止追求自己的梦想。

这种状况，在一位运动员的身上，不仅表现在比赛的时候，也在平时的训练中有所表现。他们更容易产生职业倦怠，而这又会导致他们放弃曾经热爱的运动。

害怕失败的学生也一样，他们会患上严重的拖延症。他们拖延，并不是因为想要先出去玩，而是想迟点再做手头上的事。迟点再做的心态，实际上是规避失败的一种策略。还有一种情况就是，学生对完成某项学习任务没有信心或能力时，他们就会拖延时间。这背后的心理机制总是被家长忽略，觉得是孩子们太懒惰。说到底，还是因为压力，这个小女孩同样如此。

小女孩的失眠，其实是精神心理问题的一种表现。于是，我们建议这位妈妈，给小女孩找一位专业心理医生，对其进行心理疏导，最好能通过浅催眠等心理学方法，解决她深层的心理问题，以缓解失眠症状。我们为小女孩选择物理性的重复经颅磁刺激治疗，通过磁场产生生物电，作用于大脑皮层表面，改善兴奋与抑制平衡。选择性的刺激左右大脑半球，达到对抑郁、焦虑及睡眠的双向调节。没有形成安眠药依赖的孩子，加之本身阳气很足，心理治疗之后心情舒畅，胃口就好，治疗疗效也就更快地反映出来。

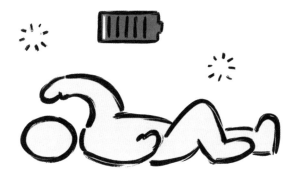

失眠
导致了他躺平

有一位母亲陪儿子来治失眠。母亲65岁左右，儿子45岁，他们来自胶东半岛。这位母亲是一位农妇，多年日晒雨淋，皮肤黝黑，穿着廉价的化纤服装。儿子穿着品质很不错，戴着眼镜，很斯文，一看就是受过高等教育的。护士让母亲去签字，她害羞地说，自己连名字都不会写。后来，儿子来填表，却写得一手漂亮的好字。

母亲特别爱说话，见谁都聊天，医生护士、病友都被她追着聊。她喜欢打听别人的事，你从哪儿来，为什么睡不着，干什么工作……然后跟别人谈她儿子的事。每当这时候，她都会遭到儿子的白眼，但并没能制止她倾诉的强烈渴望。

这位45岁的儿子，从武汉一所著名的大学毕业之后，在北京一家有名的报社做记者，不知为什么，前年年初从北京回到胶东老家，就再也不回北京了。起初，父母还以为他回来探亲，暂时住些日子，没想到他一住就住了近两年。村里人七嘴八舌地在背后笑话着，曾经被众人仰慕的大学生、文化人回老家"躺平"了！

父母没有文化，从儿子认字开始，就不懂他的事，现在虽然心里急，但也不好开口问，只得每天做好三顿饭伺候。但是到了早饭时间，儿子却还在屋里睡觉，有时晚饭时也还在睡觉。老两口觉得不对劲，担忧之下，儿子才跟他们说，自己夜里睡不着，严重失眠。

后来，这位儿子跟我谈起他的工作和生活，讲到在北京工作的报社，早在数年前就因为纸媒走下坡路而关张了，后来他蜗居在北京靠写网络文学维生，异常艰难，也就是这一段写网文的生活，让他患上了严重的失眠。后来，网络文学难以为继，真正赚到钱的几乎是千里挑一，靠这个无法养活自己，甚至连房租都交不起，还欠了朋友一些债。无奈之下，他灰溜溜逃回了胶东老家。他也想，回到老家不再写作，规律作息，戒烟。可回来一年多，他的失眠症并不见好，竟越来越严重了。

这些年兴起了一个词，叫作"躺平"。其实，古人把这称为"归隐"，躺平的人被叫作"隐士"。古代人躺平，是主动追求修齐治平；而现代人躺平，多是面对内卷现象的无奈之举。所谓躺平，就是瘫倒在地，不再热血沸腾，不再渴求成功，而是选择一种最节能的生活方式，看起来无欲无求、妥协放弃，实际上有很大一部分原因是想要逃离内卷。

我能够理解这位男士。逃离内卷，不一定就做不了事，也许是看清了真实的自己，重新选择一种更为适配的人生。另外，身体不佳，能量不足，尤其是严重的失眠，也导致了他选择这种方式。看得出来，他非常孤独，长期独自一人闭门写作，同性朋友很少，异性伴侣更是没有。

通过搭脉，我发现他肝郁气滞，肝气不舒畅，另外还有气血亏虚，心神失养的症状。中药泡脚、超声引导下星状神经节阻滞、浮针筋膜松解、重复经颅磁刺激等治疗手段，在这样的患者身上有很明显的疗效。很重要的原因之一是，在此之前，他的安眠药服用量还不够大。

"出去走路，不要老在家坐着、躺着。"母亲常常对他唠叨。这位母亲虽然大字不识一个，却有着简单朴素的认知。

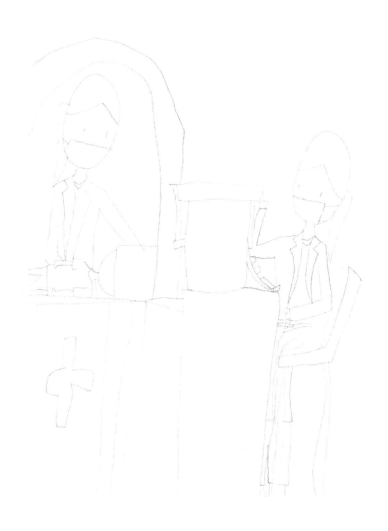

周诗晴

7岁

上海市华东理工大学附属闵行梅陇实验学校
二（3）班

第五章

现代生活方式成了睡眠的杀手

Modern lifestyle has become a sleep killer

不知你们是否认可以下观点：眼下的生活方式影响了我们的睡眠，不良的生活方式扼杀了我们的正常睡眠。

2023 年 6 月 28 日，美国总统拜登离开白宫赴芝加哥时，脸颊上可以看到绑带留下的勒痕。随后白宫称，为治疗睡眠呼吸暂停综合征，拜登最近正在使用 CPAP 呼吸机。白宫发言人贝茨在一份声明中表示，拜登自 2008 年以来就患有这种病症，前一晚使用的 CPAP 呼吸机，这对有这种病史的人来说很常见。另据一位匿名知情人士透露，拜登使用 CPAP 呼吸机是最近才开始的。可见，即使名人也难逃睡眠困扰。

且听我详细地跟大家介绍，生活方式如何影响了我们的睡眠，我们应该怎样通过锻炼、日照及其他众多因素来改善睡眠。本章中的许多练习不仅会改善你的睡眠，也会从根本上显著改变你的生活。通过这些练习，你将会活得更长寿、更健康、更快乐，你也将拥有更健康的形象与更好的生活品质。

通过锻炼
改善睡眠

———

久坐生活方式的后果

远古时期，我们的祖先们为了生存，每天都要进行打猎、采集食物等体力劳动。在人类进化的后期，日常的身体活动演变成了种植和收割庄稼。

然而，放眼当下，我们的身体活动已经急剧减少。虽然原因多种多样，但室内工作环境、电脑、省力的设备、汽车、电视机才是主要因素。这些现代技术的目的在于让生活变得更加舒适。我们不是坐在桌前，就是坐在车里或电视机前。虽然我们进化的目的并不是坐在沙发上享受，但许多人甚至都不想站起来转换电视机频道，也不想自己做饭，只动动手指用外卖来解决吃饭的问题。

尽管大家都意识到了静坐生活方式的害处，但缺乏运动的现象仍然十分普遍，至少 25% 的成年人缺乏运动、体重超标（儿童的数据也十分惊人）。因此，有相当大比例的人有慢性健康问题，如心脏病、高血压、糖尿病以及一些癌症，这些问题都与缺乏运动和肥胖直接相关。不足为奇的是，有这些健康问题的人，英年早逝的风险也明显较高。在中国，也不乏各界名流因此而早逝。

锻炼的
好处

————

如果惯于久坐的成年人采用更为活跃的生活方式，参加更多的体育锻炼，那他们在身体上和精神上都会广泛受益，益处包括：

· 体重减轻、外表更佳、体态更健康；

· 焦虑、压力、抑郁感减少；

· 情绪和精力有所改善，幸福感增强；

· 自尊心、自信心、自我掌控感增强；

· 更加健康、长寿，生活质量更上一层楼；

· 病痛减少。

经常锻炼身体可以改善心血管功能、骨密度、免疫功能，降低血压和胆固醇，对你的身体大有裨益。有运动习惯的人患冠心病、高血压、糖尿病、骨质疏松症、肥胖症、腰背疼痛和直肠癌的可能性较小。

　　锻炼也能改善心理机能，是你宣泄体内过多紧张感的出口，为你释放愤怒与焦虑提供了健康的渠道。锻炼也有镇静的功效，比许多抗焦虑药物更能有效地减少焦虑。研究发现，锻炼后5~10分钟内，镇静功效就会出现，且至少会持续4个小时。因此，经常锻炼的人患焦虑症、抑郁症等心理疾病的可能性较小。

　　对于有抑郁症的患者而言，锻炼是有效的治疗方式。有一项研究发现，有轻度至中度抑郁症的患者刚开始锻炼时，一周内就能感到病情有所好转。久而久之，他们比那些接受短期或长期心理疗法的轻中度抑郁症患者进步更明显。锻炼也会增强自信心，改善情绪。锻炼的人往往自我感觉更良好，对自己的身材也更加自信。此外，因为锻炼可以改善外观，所以他人对你的赞美也会进一步增强你的自信心。

　　锻炼对身心有如此广泛的好处，如果它是一种药物，那肯定是医生最常开具的药物。证据当前，人们似乎认识到了锻炼的重要性，但令人费解的是，仍有成千上万的成年人维持着久坐的生活方式。

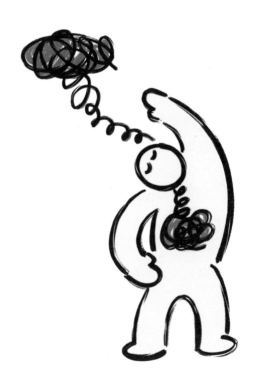

"锻炼是有效的治疗方式。"

锻炼是
睡眠助手

———

在锻炼的研究中，有两项发现与失眠患者紧密相关。

第一，失眠患者比睡眠良好者更习惯久坐的生活方式。缺乏运动会阻碍日常体温的升降节奏，引起失眠。因此，许多人受困于失眠、精神不济、锻炼减少直至失眠加剧的恶性循环之中。

第二，锻炼可以改善睡眠。锻炼时，体温会明显升高；锻炼后几个小时内，体温会持续回落。这种体温节奏会让你更容易睡着，睡得更安稳。

睡前 3~6 小时活动筋骨最有助于睡眠，而睡前 3 小时内运动则会让你更难以入睡，因为运动后，你的体温可能会居高不下。

锻炼也会对身体形成一种压力，为了抵消这种压力，大脑会增加深度睡眠，间接改善你的睡眠。因此，我们在运动后，往往会睡得更熟、更香。同时，人们白天常常在户外运动，日晒的机会更多，这也有助于睡眠。后面我们会简要谈谈日晒究竟是如何影响体温节奏，从而改善睡眠的。

另外，斯坦福大学医学院以 55~75 岁缺乏运动且受失眠所扰的成年人为对象，研究了运动对睡眠模式的影响。研究人员让这些受试者每隔一天在下午锻炼 20~30 分钟，可以散步、做低强度的有氧运动、骑固定式自行车。那结果如何呢？最后，他们入睡需要的时间减少了一半，睡眠时间增加了 1 小时左右。

身体活动与高强度运动

既然运动有这么多好处，为什么成年人很少运动呢？原因有很多，比较常见的原因主要有：

"我忙得没时间。"

"我讨厌出汗，一出汗，全身都不舒服。"

"运动太无聊、太费事了。"

"天气不好。"

"我不喜欢运动。"

可能人们不运动主要是因为他们对运动存在误解。在他们看来，运动是让人汗流浃背、精疲力竭而且折磨人的强体力活动。这种想法一部分是因为他们过分强调高强度运动的重要性，误认为每周必须要有 3~5 次、每次 20~30 分钟的高强度运动，这当然会让许多人打退堂鼓。

经科学论证，不只是高强度运动，中等强度的运动也对身体大有裨益。有专家提出了一种更温和、更简单的每日运动指南，鼓励成年人养成并保持运动的好习惯。该指南建议人们经常做些中等强度的运动，每次至少 30 分钟。运动形式可以是一些日常活动，如洗车，放弃乘坐电梯而改爬楼梯，或者不开车而改骑自行车。这些活动可以分小段进行，只要每天活动时间达到 30 分钟就行，这足以让你消耗 200 卡的热量。无论你运动的强度如何，总的运动量比运动强度更为重要。

再告诉你一个好消息：你不用靠加入健身俱乐部，请明星教练，做有氧运动或出一身汗来强身健体。

以下是一些中等强度的运动：

· 做家务、大扫除、用非坐式割草机除草；

· 修理或粉刷房屋、整理花园、扫落叶；

· 爬楼梯；

· 同孩子玩耍；

· 洗车、擦窗户、拖地；

· 推婴儿车出门；

· 每小时快步走 4~5 千米；

· 骑自行车游玩或出行；

· 玩桌球或双人网球；

· 打高尔夫（自己扛球杆或提球杆走）、钓鱼、划船。

以下是一些强度更高、对身体更有益的运动：

· 快速步行上坡或有负荷地快步走；

· 手动除草或移动家具；

· 背着包徒步远行一天；

· 跳舞或快骑自行车；

· 用力游泳；

· 打篮球、网球单打、跑步；

· 打回力网球、滑雪、在跑步机上运动、爬登山机；

· 有氧运动或越野滑雪。

专家一致认为，大多数成年人在开始中等强度运动计划前，不需要咨询医生，但最好先开始短时间的低强度运动（每周数次），然后逐渐增加运动的时间和频率，以此循序渐进地增加运动强度。

如果你有慢性健康问题或打算一开始就进行强度较高的运动，应该先请医生制订出一个安全、有效的运动计划。高强度运动的前后，你都应该做几分钟的伸展运动，放松肌肉，减少肌肉损伤。

如何运动才有效？

除了重视中等强度的运动外，以下指南也能助你养成并保持运动的习惯：

· 选择你喜欢且能给你满足感的活动，因为某些人喜欢的活动对于其他人来说可能是酷刑，有人喜欢一边运动、一边听音乐或看电视，以此增加运动的乐趣；

·将身体活动和锻炼当作暂时逃离日常工作的机会，你可以利用这段时间关注当下以及你周围的事物，忘却过去、未来与烦忧；

·将注意力放在运动本身而非你的表现上，例如散步时不要在乎你走得多快或多远；

·尝试不同的活动与锻炼形式，选择越多，就越不会感到无聊；

·避免使用省力的机器，如乘坐式割草机、遥控器、电锯等；

·与家人或朋友一起锻炼，你不但能获得更多的支持和鼓励，而且能与亲朋好友共享幸福时光，全家一块儿骑自行车就是一个很好的点子；

·你要知道，你偶尔也会不能运动，比如你生病、受伤或身体不适的时候；

·在天气酷热或极冷的时候，你就转移到室内运动或调整运动时间。在冬天，许多人经常会到购物商场散散步，以此强身健体。现在，很多商场一般开得很早，想要散步的人可以趁购物潮还未开始前，在商场快步溜达一圈，再开始新的一天。此外，商场都装有空调，所以也是炎炎夏日中运动的绝佳场所。

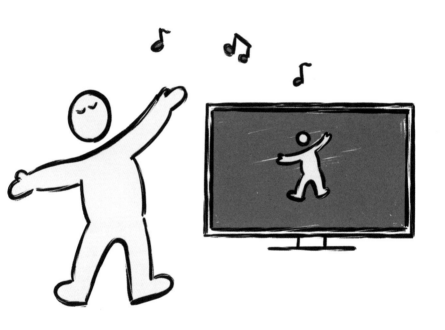

"不只是高强度运动，中等强度运动也对身体大有裨益。"

不能运动？
那就泡个澡吧

———————

　　许多研究都表明，跟运动一样，热水澡也会引起体温的起伏变化，从而让人更容易入睡，睡得更安稳。因为低的体温有助于我们睡眠，有助于褪黑素的释放。这并不难理解，失眠的人都知道，夏季比冬季更难入眠。洗澡水一定要是热水，而且这个热度在时间上一定要能保持25分钟左右。此外，泡完热水澡后，体温降得比运动后更快，所以你要在睡前两个小时泡澡。如果泡澡时间与睡觉时间太接近，你会更难入睡，因为体温可能还是太高。

　　虽然热水澡有助眠功效，但效果却逊于运动，因为热水澡引起的体温升降幅度不及运动。然而，泡热水澡确实是睡前放松的好办法，而且在你不能运动的时候，它也是代替运动的好选择。

活动大脑

———

　　要想睡得好，我们不仅需要锻炼身体，而且需要活动大脑（但不是在睡觉的时候）。无聊感会降低睡眠欲望，引起失眠，因为大脑没有受到任何刺激。一些人为了摆脱无聊，在床上待更多的时间，但正如我们之前所谈到的那样，这只会导致失眠。

　　要想缓解无聊的感觉，就不要当个"沙发土豆"，整天在家里坐着看电视。

　　你可以去上课、学电脑、发掘新爱好或参加新活动、读书、旅游、社交等。研究表明，精神和智力上的刺激会增加睡眠欲望。当然，你的生活也会增添一些刺激！

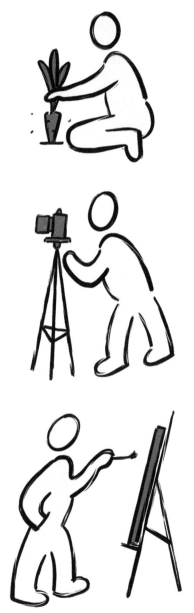

"精神和智力上的刺激会增加睡眠欲望。"

照射日光，
可以改善睡眠与情绪

―――――

日光与睡眠的关系

我们已经知道，光暗交替对褪黑素（大脑自然分泌的激素）的影响会直接作用于睡眠和体温。接受日照时，褪黑素分泌的水平会下降，表明体温即将升高，促使人进入清醒状态。反之，黑暗降临时，褪黑素分泌的水平会上升，体温会下降，促进睡眠。

想一想，几乎在人类整个演化过程中，我们都是在打猎和采集，感受光明与黑暗的自然交替：白天接受太阳光的照射，黑暗降临之后休息。然而，随着现代技术的出现，阳光与黑暗对我们的影响已经明显改变。研究表明，无论住在哪里，人们每天接受日照的时间仅有 1 小时。夜晚的城市灯火通明，这意味着许多人也不再触及真正的黑暗。

我们接受如此少的日照量，主要是因为大多数人都是在室内工作。一间光线充足的房间大概有 500 米烛光（1 米烛光相当于一支蜡烛发出的光亮），而夏天日出时的光照强度为 1 万米烛光，正午则为 10 万米烛光。相较之下，对于大脑来说，在室内度过一天与在黑暗中度过一天无异。

由于我们较少接触明亮的自然光与真正的黑暗，所以褪黑素的分泌与体温节奏也随之改变，使睡眠问题更为严重，这也解释了为什么 90% 的盲人都有睡眠问题。同样，缺少日光照射也会影响白天的情绪、精力与思维敏捷度。例如，研究表明，在白昼最短、日照最少的冬日，人们的情绪与精神最差。此外，冬天日照较少的北纬地区，人们更容易产生季节性情绪失调，出现抑郁与失眠问题。的确，一些科学家认为，缺少日照可能会产生普遍性的情绪失调。正因为缺少日照可以影响情绪，使失眠对于白天的影响更加难以应对。

因此，每天尽量多接受点日照可以减少起始失眠以及清晨过早醒来的情况。我们已经知道，起始失眠是由于体温在夜晚下降过晚造成的。由于光照会促使体温上升，起始失眠患者可以多接受点清晨的日照，让体温上升、下降的时间提前，这样一来就会更容易睡着。你可以运用以下的基本方法增加日照量：

· 一觉醒来后，立即拉开窗帘或百叶窗；

· 靠近有阳光的窗户吃早餐；

· 早上不要戴墨镜；

· 清晨出去散散步。

与起始失眠患者的情况恰好相反，清晨过早醒来的人往往表现为早上体温过早上升。许多研究表明，增加傍晚日照量可以推迟体温节奏，让体温不至于过早上升，这样可以减少清晨过早醒来的情况。增加傍晚日照量的简单技巧包括：

· 在一天的晚些时候，尽量避免戴墨镜；

· 下午晚些时候散散步；

· 日落前 1 小时，坐在窗户旁享受落日的余光；

· 等到夜幕降临的时候再拉上窗帘。

既然明亮的日光会让你精力更充沛、思维更敏捷，你可以利用喝咖啡或吃午餐的空暇时间到外边走走，接受更多日照。这样一来，你或许能更好地应对前一晚失眠对白天的影响。

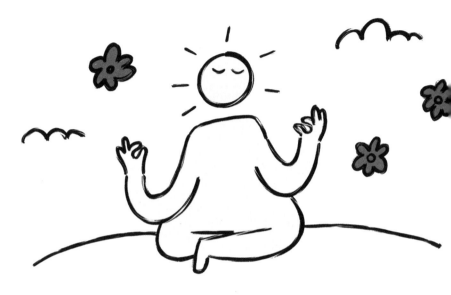

"利用喝咖啡或吃午餐
　的空暇时间到外边走走，
　接受更多日照。"

咖啡因、尼古丁与酒精
如何影响睡眠？

───────

咖啡因：社会的兴奋剂

咖啡因是世界上使用最广泛的药物。你一般会在咖啡、茶饮和可乐中发现这种兴奋剂，它会加快脑电波运动、增加心跳速率、升高血压，从而让大脑保持清醒，缓解疲劳。这种兴奋剂效应在短短15分钟内就能出现，可持续至少6小时，所以也会影响睡眠。因此，如果失眠患者靠咖啡因来消除下午或傍晚时的疲惫，就会陷入兴奋和失眠的不良循环中。

咖啡因会引起日间焦虑的症状，如紧张、易怒、颤抖、手心发汗等，也会导致夜间尿频，从而影响睡眠。此外，我们马上就会了解到尼古丁也是一种兴奋剂，所以，既抽烟又喝咖啡的人要想睡着或睡安稳可谓难上加难。

咖啡因的刺激强度因人而异。有些人天生就能抵抗咖啡因的效力，晚上喝两杯咖啡后仍然可以睡着，而有些人下午只喝了一杯咖啡，晚上就很难睡着。失眠患者的睡眠系统过于敏感，所以他们摄入咖啡因后，更有可能会有睡眠问题。上了年纪的人也是如此，因为他们体内的咖啡因代谢速度更慢。

大量摄入咖啡因也会引发依赖性与戒断症状，让人头痛、焦虑、烦躁与失眠。一杯 200 毫升的咖啡平均含 110 毫克咖啡因（相比之下，一杯茶或 360 毫升的软饮仅含 50 毫克），但现在咖啡店都是按每杯 300 毫升的量卖。这意味着，如果你一天喝三杯咖啡，那么你摄入的咖啡因可能就超过了 500 毫克。久而久之，咖啡因引起的依赖性和戒断症状会干扰你的睡眠。

难道失眠患者应该完全戒掉咖啡吗？也许不必，因为早上喝一两杯咖啡不大可能会影响晚上的睡眠。可是，既然咖啡因对某些人的刺激作用可能会持续 6 小时以上，而且对那些咖啡上瘾的人而言，咖啡因的戒断效应持续的时间更长，那午餐后就应该避免喝咖啡。

如果你觉得自己对咖啡上瘾，可以尝试着在含咖啡因的咖啡中兑入脱咖啡因咖啡（脱咖啡因咖啡实际上也含有 2 毫克的咖啡因，但不足以影响睡眠），逐渐减少咖啡因的摄入量。这种逐步减少咖啡因摄入的方法可以抑制戒断症状，如头痛、神经过敏、失眠，也可以减少日间焦虑和尿频造成的起夜。

除了咖啡、茶、软饮外，以下食物和药物中也含有咖啡因，如：
· 冰淇淋、酸奶、可可粉、巧克力等食物；

· 一些镇痛药，如安诺星、埃克塞德林；

· 一些处方头痛药；

· 许多减肥药、感冒药。

最后注意一点：防止你的孩子在下午喝含咖啡的饮料。孩子喝一罐可乐就相当于成人喝四杯咖啡。孩子喝完后，晚上可能会睡不着。

尼古丁与睡眠

一说到药物滥用，人们通常就会想到毒品，如海洛因、可卡因。实际上，尼古丁比毒品更容易让人上瘾，而且带来的社会成本更高。尼古丁堪称国家化学品依赖性的头号问题。

吸烟导致的死亡率也高于吸毒，而且心脏病、肺气肿、高血压、中风、糖尿病及多种癌症引起的早逝也与吸烟直接相关。

尼古丁也不利于睡眠，它的影响与咖啡因相似，会加快脑电波运动、呼吸和心跳频率，增加应激激素。吸完一支烟后，这些刺激作用会持续几小时，让人更难入睡，更难睡安稳。

尼古丁引起的戒断效应也会影响吸烟者的睡眠，让人睡得更浅，醒来的次数更多。吸烟也会刺激上呼吸道，加剧打鼾的症状，降低睡眠质量。因此，吸烟的人比不吸烟的人睡得更差，失眠也成为吸烟者经常抱怨的一大问题。

如果你吸烟，那戒烟对你的睡眠大有益处。许多研究表明，吸烟者一戒烟，就会睡得更好。尽管会出现一些10天左右的戒断症状，如不安、烦躁、焦虑、注意力不集中、头痛等，但一旦症状消失，失眠就会显著改善。

以下行为策略有助于戒烟：

· 逐渐减少吸烟量；

· 选择戒烟日期；

· 找出自己吸烟的原因（如压力、饮食、驾车、咖啡因、酒精），采用另一种健康的行为方式，比如本书第三章中的放松技巧；

· 避开诱发你吸烟的人或情形；

· 在心里强调吸烟的害处和戒烟的好处；

· 争取周围人的支持，向家人和朋友寻求增援。

如果你戒不掉烟，就尽量不要在睡前或晚上吸烟，这可以降低尼古丁的兴奋剂效应和戒断效应，你会睡得更好。

睡前饮酒会引起失眠

医生以前常常会建议失眠患者睡前喝杯酒助眠，许多人至今仍然认为酒精是失眠的解决之道。虽然对于一些人来说，酒精确实可以令人放松，让人更容易入睡，但对于其他人来说，酒精会产生刺激作用，让人更难以入睡。

即使酒精会让入睡变得更容易，但会抑制深度睡眠，让人睡得更浅、更不安稳。酒精也会抑制有梦睡眠，引起"反弹"，让人在后半夜因连连的噩梦频频惊醒。

此外，酒精会影响睡眠，因为人在睡觉时，酒精会在身体里进行代谢，引起轻微的戒断症状，导致睡眠中断、缩短、不连续。这些干扰会让人睡得更浅、醒得更频繁，尤其是在清晨时分。酒精也会加剧打鼾和睡眠呼吸暂停综合征，因为酒精会舒张喉咙的肌肉。记住一点，如果你既喝酒又服安眠药，那就是没拿生命当回事儿。

代谢 30 毫升的酒精大约需要 1.5 小时，而轻微的戒断反应又会再持续 2~4 小时，这表明晚餐时小酌一杯可能不会影响睡眠。然而，睡前 2 小时内喝 30 毫升的酒或用餐后饮酒超过 30 毫升都可能会影响睡眠。因此，如果你晚上要饮酒，最多在睡前 2 小时喝一杯，这可以将饮酒对睡眠的干扰降到最低。如果你晚上饮酒往往不止一杯，那逐渐减到一杯后，你的睡眠会有所改善。

酒精助眠的做法也会让你更容易养成晚上饮酒的习惯，渐渐酒精上瘾。实际上，10% 酗酒的人都是失眠患者，他们一开始是靠酒精助眠，之后就染上了酒瘾。

酗酒会严重干扰睡眠。酗酒的人往往有严重的睡眠问题，如深睡减少、浅睡增多、半夜频繁醒来，这与老年人的情况类似。酗酒者戒酒后，这些睡眠问题还会持续几个月，甚至几年，这表明长期酗酒可能会对大脑的睡眠系统造成不可逆的永久损害。

如果你认为自己有酒瘾，就应该到医生那里就诊，寻求专业帮助。

食物与睡眠
的关系

————

虽然很少有人研究食物对睡眠的影响，但很显然，某些食物可以促进睡眠，某些食物则阻碍睡眠。举例来说，复合碳水化合物含量高的食物，如面包、饼干会增加血清素（大脑中促进睡眠的神经递质），能轻微地改善睡眠。相反，蛋白质含量高的食物（如肉类）则会阻碍血清素合成，让人更清醒，抑制睡眠。有研究表明，人在吃了一顿蛋白质含量高的午餐后会精神奕奕，吃了碳水化合物含量高的午餐后会昏昏欲睡。

如果你想入睡更容易，就在睡前一两个小时吃点高碳水化合物的点心，避免吃高蛋白质食物。如果你想减少夜间醒来的频率，吃了含碳水化合物的点心后就立马睡觉，这会增加夜间血清素的含量，帮助你睡得更安稳。即使睡前吃的点心碳水化合物含量较低，也可以确保你半夜不会饿醒，同时也要注意蛀牙的问题，睡前吃完食物后记得刷牙。

以下种类的食物会干扰睡眠，睡前应该尽量避免：

·高糖分和高精制碳水化合物的食物会增高血糖，造成能量爆发，干扰睡眠；

·可能会让人放屁、胃痛、消化不良的食物，脂肪含量高或辛辣的食物，蒜味浓的食物，大豆、黄瓜、花生等；

·对某些人来说，吃了夜宵更容易造成消化不良，所以要尽量避免睡前吃大餐。此外，晚上 8 点后，也要少喝水，减少起夜的可能性。

有研究表明，某些维生素和矿物质的缺乏也同样会影响睡眠。例如，研究发现，缺少 B 族维生素和叶酸会影响睡眠，而从饮食中摄取更多的 B 族维生素则会改善睡眠。钙与镁这两种矿物质对大脑有镇静作用，要想睡眠正常就必须要摄入一定量的钙与镁。如果你认为自己的饮食中缺乏这些物质，或许就应该请医生帮你改善一下饮食或增加一些营养补充品。

那么"睡前一杯热牛奶改善睡眠"的说法又是否可信呢？虽然这种说法还没有在科学上得到验证，但牛奶中的钙可能会有轻度的助眠功效。此外，牛奶中含有蛋白质，胃对蛋白的排空时间为 2~3 小时，这增加了胃肠道的负担及起夜的次数，也可能会抵消助眠的作用。建议牛奶在睡前 2 小时饮用。

蓝光
与睡眠

————————

　　睡觉前，不要玩手机、平板电脑，它们发出的蓝光会使大脑更兴奋，而且容易早醒。跟其他的波长相比，蓝光会更多地影响褪黑素的释放，也就意味着有更长的睡眠潜伏期，同时会减少你的深度睡眠，即使睡眠时间足够，睡眠质量也会大打折扣。所以，对于睡眠不佳的人士，在睡前两小时要减少电子设备的使用。

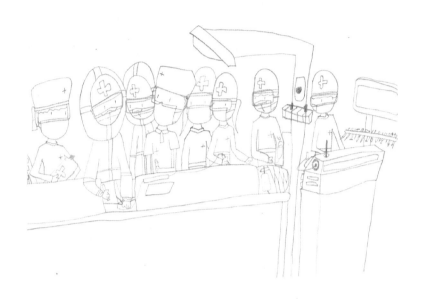

周诗晴

7 岁

上海市华东理工大学附属闵行梅陇实验学校
二（3）班

拜拜，失眠君

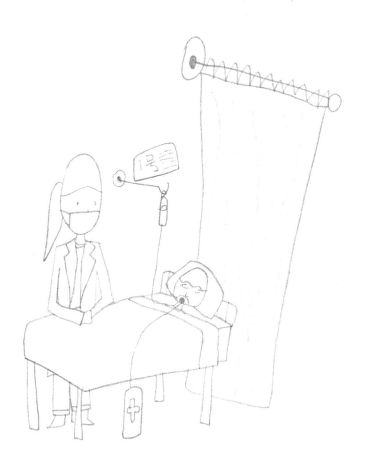

周诗晴

7 岁

上海市华东理工大学附属闵行梅陇实验学校
二（3）班

第六章

麻醉
治疗失眠

Treating
insomnia
with anesthesia

　　失眠是一种常见的睡眠障碍，给人们的身心健康带来了很大的负担。传统的西医治疗方法，包括药物治疗和认知行为疗法。而中医治疗失眠，则着重于整体调理，以及通过中药、针灸等手段来调节身体的阴阳平衡。

　　中医将失眠归类为"不寐""寤寐多梦"等症状，认为失眠主要与心脾肝肾等脏腑功能失调有关。中医强调整体的平衡，注重调理气血、阴阳、脏腑等方面的关系，将身体出现的所有问题，作为一个相互影响、相互制约的关系来看待。而西医认为，失眠是由神经紊乱、化学物质不平衡、环境因素等引起。西医主要通过药物治疗和认知行为疗法来解决睡眠问题，如使用镇静药物、催眠药物等。

　　近年来，中西医结合治疗失眠的方法，越来越受到人们的关注和认可。

中药对失眠的治疗具有独特的优势，主要侧重于调理脏腑功能，常用的中药包括迷迭香、玄参、柴胡等。这些中药有助于平衡阴阳，调理气血，缓解神经紧张，改善睡眠质量。

针灸，作为中医疗法的重要组成部分，对失眠的治疗有良好的效果。常用的针灸穴位包括内关穴、心俞穴、足三里等，通过刺激特定穴位，促进身体的能量循环，调整脏腑功能，达到治疗失眠的目的。

中西医结合治疗失眠中，药物也起到了重要的作用，根据个体情况选择合适的药物，如安眠药、抗焦虑药等，但需注意避免滥用和依赖。药物治疗可在短期内缓解睡眠问题，但长期效果有限。

认知行为疗法是西医常用的治疗方法之一，通过改变个体的睡眠认知和行为习惯，恢复健康的睡眠模式。常用的认知行为疗法包括睡前材料的管理、睡眠规律的调整以及心理疏导等。

中西医结合治疗失眠已经在临床实践中取得了一定的成果。研究表明，中药、针灸和认知行为疗法等，在治疗失眠方面的效率较高，并且可以改善个体的整体健康状况。中医强调整体平衡，而西医则着重于病因病机的准确诊断与治疗。中西医结合治疗的方法互补，能够综合考虑多个因素，提高治疗的效果和成功率。

中西医结合治疗失眠，对于改善睡眠质量、恢复身心健康具有积极的作用。中医和西医都有自己的理论基础和独特的治疗手段，通过结合运用不仅可以提高治疗效果，还可以避免单一治疗方法的局限性。然而，在实际应用过程中，还需要进一步的研究和探索，以确定最佳的治疗方案，并注意个体差异和患者安全。

近年来，一种新的治疗方式——麻醉治疗失眠备受关注。麻醉治疗通过调节神经系统功能，帮助患者获得充分的休息和恢复，以期缓解失眠症状。这是因为，失眠的产生与神经系统的紊乱和化学物质的不平衡有关。麻醉药物作为调节神经系统的一种方法，可以降低神经活跃性，改变大脑对外界刺激的敏感性，帮助患者进入更深层的睡眠状态。麻醉药物在选择和使用上需谨慎，避免产生各种不良反应和依赖。

麻醉治疗失眠的常用方法

1. 静脉全身麻醉：

静脉全身麻醉是一种快速诱导和持续控制脑部活性的方法，通过给予患者适量的麻醉药物，使其进入深度睡眠并保持一段时间。这种方法在一些特殊情况下，如严重失眠和对其他治疗方法无效时，可以考虑使用。

2. 局部麻醉：

局部麻醉通过麻醉药物的局部应用，产生相对局部感觉丧失或舒适的效果，从而帮助患者达到放松和入睡。例如，在头部局部麻醉下进行头部按摩，能够促进血液循环，缓解压力和不适，改善睡眠质量。

3. 长效麻醉：

长效麻醉是利用麻醉药物的持续效应，通过调整药物剂量和给药方式，使患者保持较长时间的麻醉状态。这种方法需要严密监测和调整，以确保患者的安全和舒适。

麻醉治疗失眠在临床实践中取得了一定的成果。一些研究表明，使用麻醉药物可以快速有效地缓解失眠症状，帮助患者获得舒适的休息。然而，麻醉治疗失眠仍存在一些风险和副作用，包括呼吸抑制、依赖和药物滥用等。因此，在使用麻醉治疗失眠时需要谨慎，并应在临床监护下进行。

后记

　　每天从全国各地来上海求医的患者不计其数，其中大多数的患者都是当地诊断不明或治疗效果不佳而满怀希望来上海的，心理预期非常高，迫切需要解决问题。笔者深知单纯的规范化治疗，指南和专家共识式的治疗方法和模式存在一定的局限性，于是在 10 多年前，带着诸多困惑和好奇，迈入了麻醉治疗学的大门。

　　无任何官职的我反倒能集中精力专注于临床实践，并延伸聚焦于一些容易被临床忽视的病症或棘手难题，比如失眠、抑郁、躯体化症状等等。因此，笔者常被人说是沪上大医院里"不学无术"、醉心临床工作的"散仙"，是"特立独行"、狂热的麻醉治疗爱好者。

　　一人之力不眠不休，能帮助到的患者也是有限的。于是笔者在 2018 年创立了以麻醉医生为主的睡眠中心，志同道合的同仁紧密合作，共同为患者提供临床诊疗和服务。后来，笔者意识到很多医疗同行同样需要学习麻醉治疗的理论和方法，在不少患者和同行的鼓励和督促下，决定尽己之能，总结肤浅所得，以求教于方家。

　　对于失眠治疗，笔者的理念是减停安眠类药物，通过综合疗法来恢复患者的自然睡眠。如果吃多种药物，出现戒药反应，我们也会短期使用右美托咪定（一种麻醉镇静药物）治疗戒断症状。因为长期服用安眠药会产生依赖性、成瘾性，第二天会有昏沉感、无欲感和疲乏感，影响正常生活，最严重的是长期服用安眠药物会影响性功能。

在本人的专家门诊，约有 60% 患者为了减停安眠药物从全国各地而来，有一位患者服用思诺思 2 年，近半年出现严重记忆力减退，自认为非常影响工作，和我在微信沟通后，第二天从香港飞过来住院治疗，经过我们解释以提升睡眠认知、浮针、星状神经节阻滞、重复经颅磁刺激进行治疗，到了第四天患者可以完全摆脱思诺思，第七天不用安眠药可以睡 5 小时，第八天出院，回家坚持 8 周后，现在已经彻底康复。作为临床医生的价值感就体现在这里吧。

有患者长期服用氯硝西泮这种安眠药物，早上起床上厕所，把肋骨摔断三根。因为苯二氮䓬类药物有中枢性肌松作用，对于高龄、慢阻肺、睡眠呼吸暂停综合征、重症肌无力等基础疾病的患者有其他的风险。在精神科，如果 Z 类药物解决不了失眠问题，医生会加用苯二氮䓬类药物，再不能解决，会加上各种抗焦虑、抑郁的"五朵金花"，部分患者甚至加上精神类药物，比如奥氮平、喹硫平。

笔者每次门诊都会给病人把脉，通过脉诊，给患者开不同的泡脚药物。中医认为，情志所伤、饮食失节、劳逸失调、久病体虚等诸多因素导致脏腑功能紊乱，继而气血失和、阴阳失调，最终导致阴虚不能纳阳，或阳虚不得入阴造成失眠。其主要病位在心，与肝肾脾密切相关。采用中西医结合治疗失眠症，一方面可以降低西药的不良反应，另一方面能治疗与失眠相关的其他症状。

脚步太快，灵魂跟不上，是失眠的终极原因。除了少部分器质性疾病导致，无论中药还是西药，其实都是"心"的问题。从西医观点看，失眠多因焦虑、抑郁、强迫等心理问题，而中医则认为，是心神失养的问题。

在本书中，我们也讲到失眠的认知行为疗法。引导病人进行正念冥想，把重点放在提升自我认知，让他们活在当下，活出尊严。人生本就是一场自我完善的修行，苦难与挫折都是磨炼，所有的经历，无论对错悲喜，都是为了遇见更加完美的自己。

最后，希望广大读者对本书提出宝贵意见，祝大家一夜好眠。

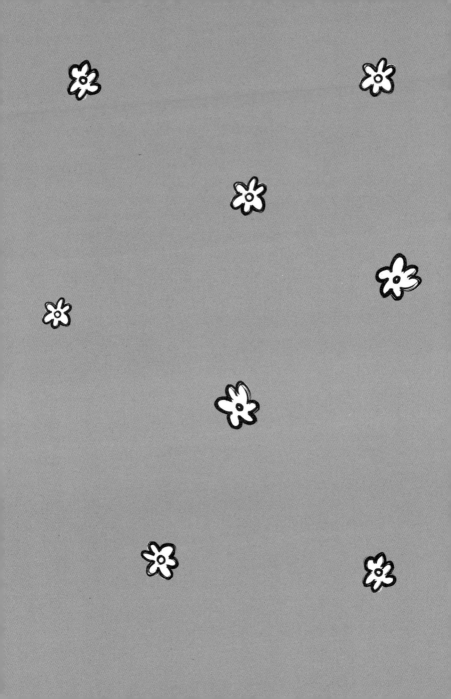